JN331574

長寿社会双書 3

新・現代養生訓

――百歳百人の証言――

神戸女子大学名誉教授・大連医科大学客員教授
㈶兵庫県ヒューマンケア研究機構研究指導員
NPO日本デンマーク体操研究会名誉会長
外園一人 著

晃洋書房

長寿者は優しい女性とあたたかい家族に支えられています

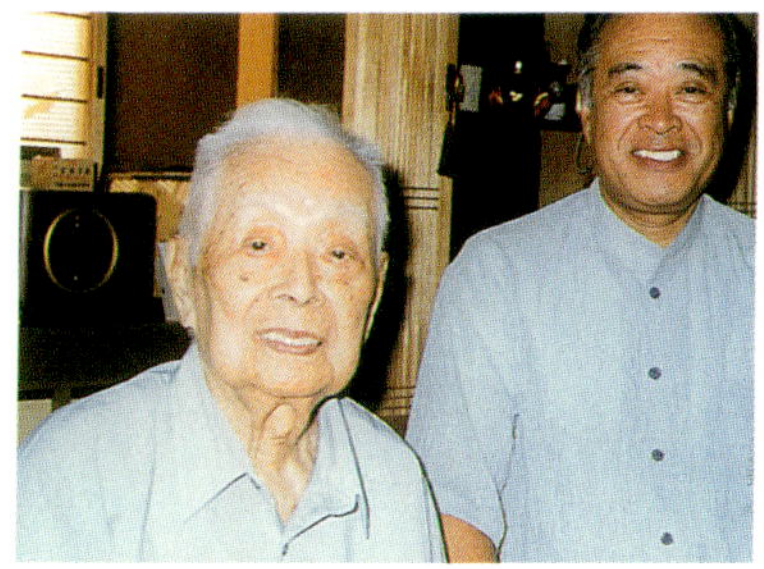

仕事中の里農吉さん（102歳）と長男の泰慶さん　優しいお嫁さんは三智子さん

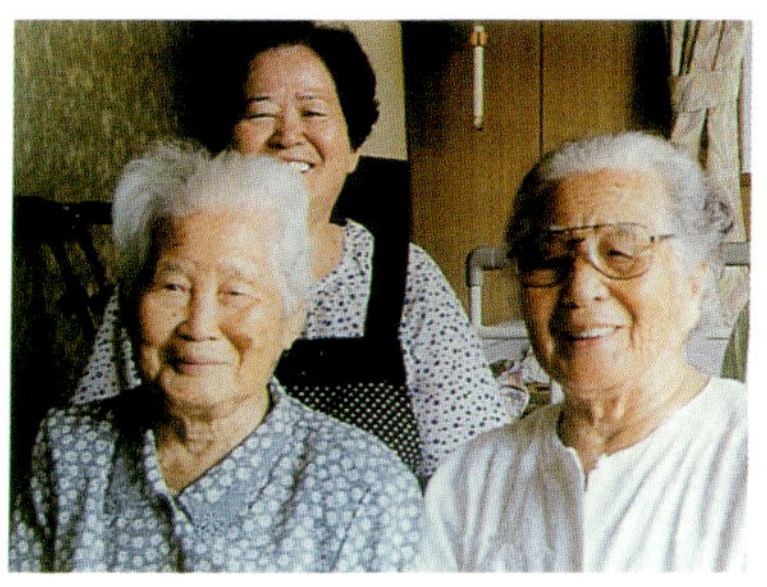

今でも娘のサエさん（76歳）に指示する窪田チヨさん（103歳）と妹のイシさん（95歳）

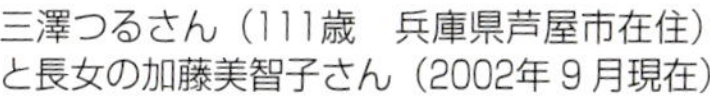

三澤つるさん（111歳　兵庫県芦屋市在住）と長女の加藤美智子さん（2002年９月現在）

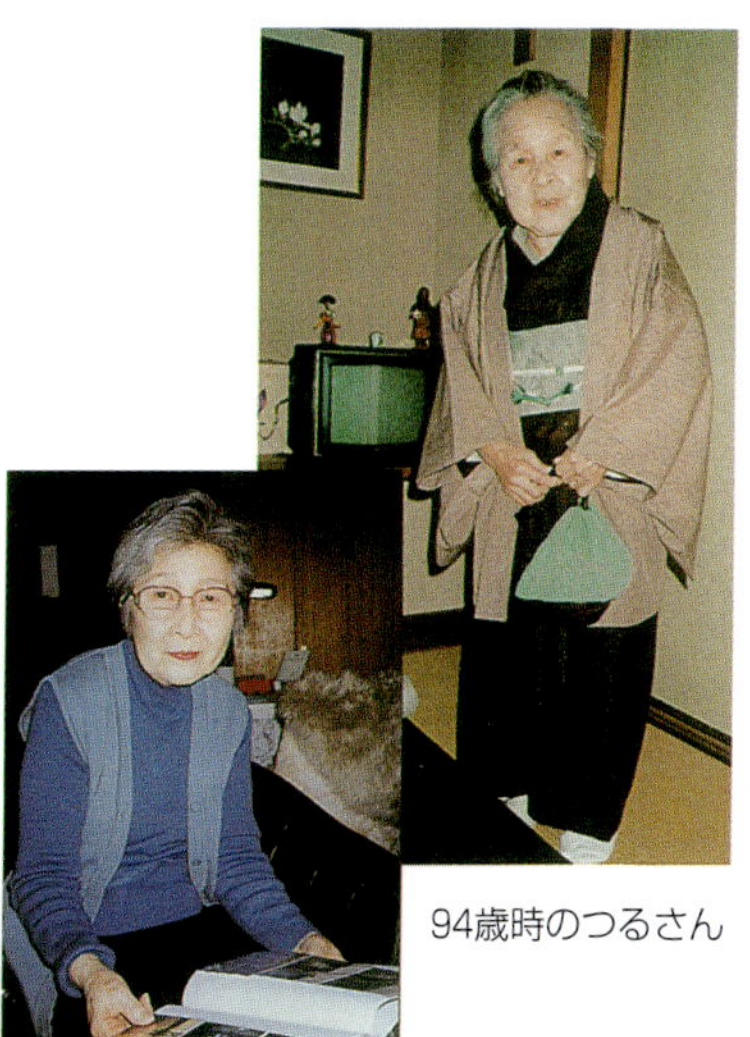

94歳時のつるさん

「私は母が生き甲斐です！」とおっしゃる限りなく優しい長女・美智子さん（84歳）
私達も心身共にかく老いたいものです。

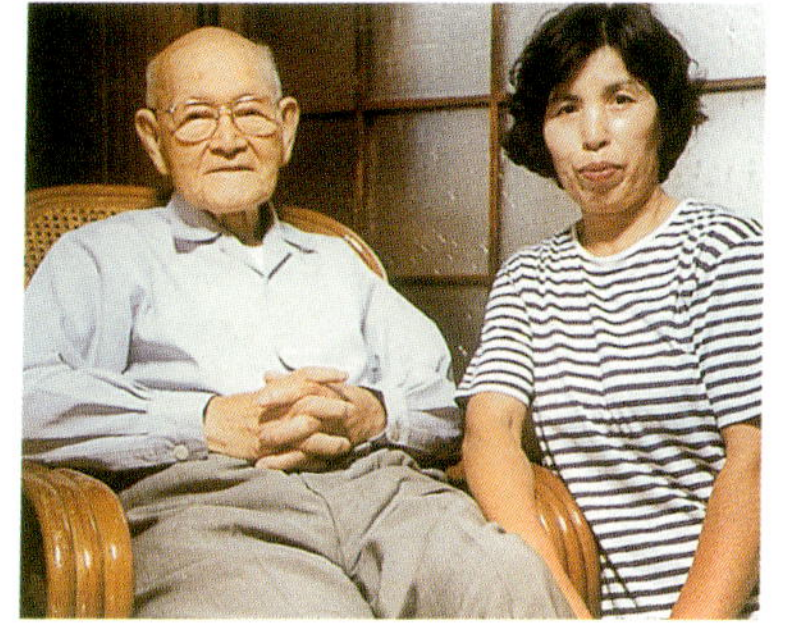

102歳で現役のお米屋（坂田精孝）さんと親孝行な長男のお嫁（田鶴子）さん

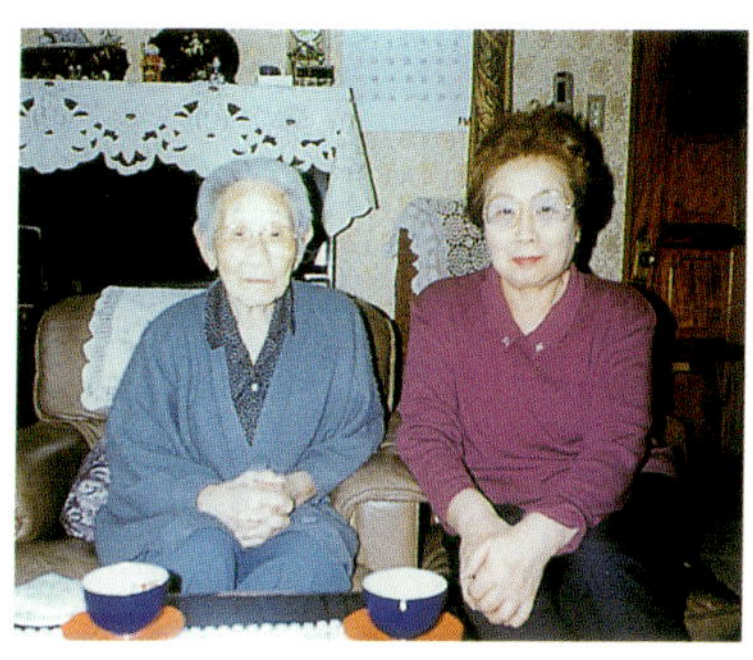

高井よしさん（107歳）と長女稲垣昌子さん（79歳）

元気な百歳老人の皆さん

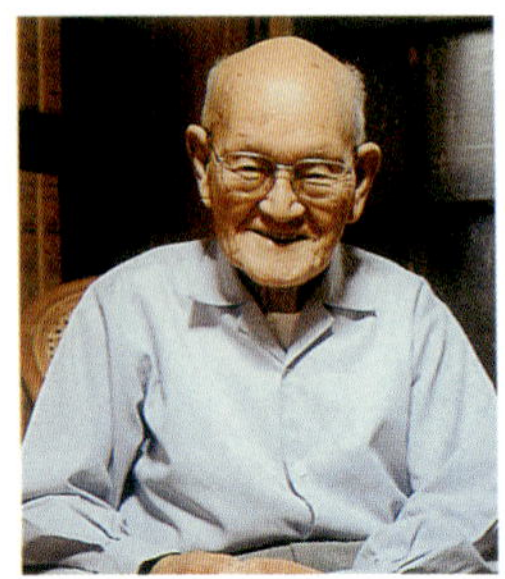

毎日，商いと勉強を楽しんでいる大阪の坂田精孝さん（102歳）

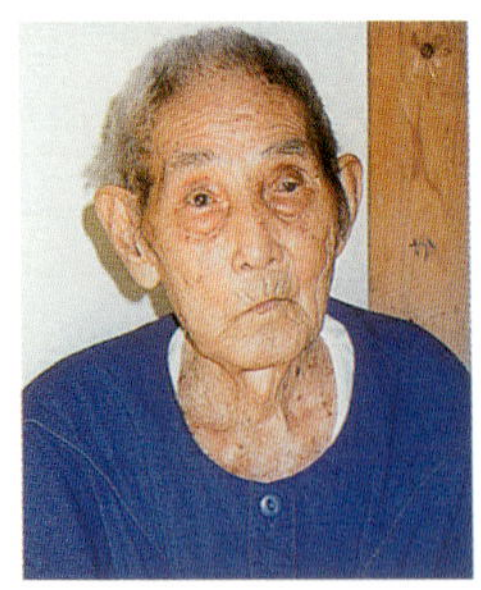

森田福茂さん（105歳）
親孝行な娘さんに支えられて日々充実

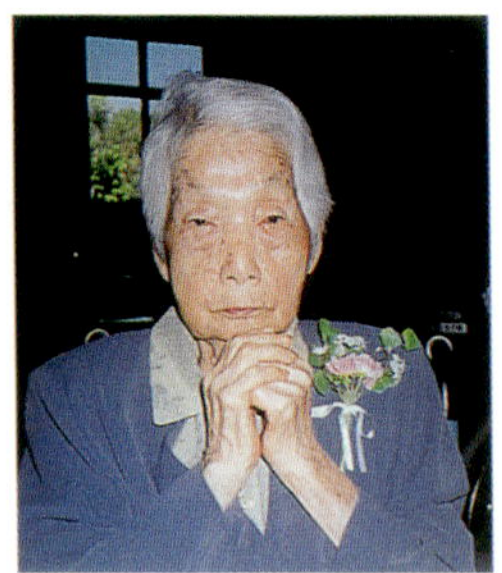

長島シズさん（107歳）
介護老人保健施設
本渡ケアホーム在住

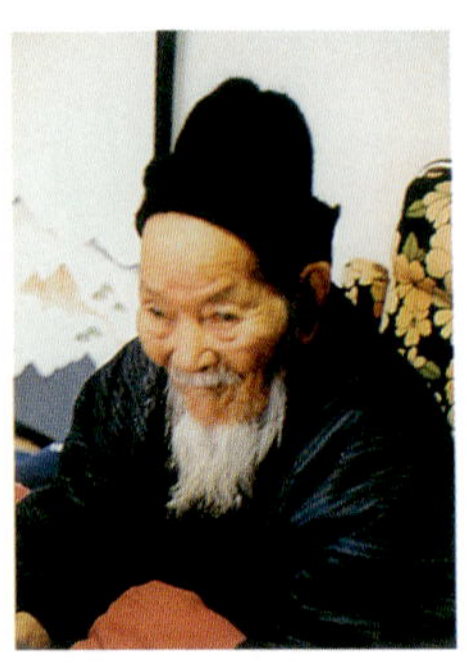

泉重千代翁（120歳）
鹿児島県伊仙町

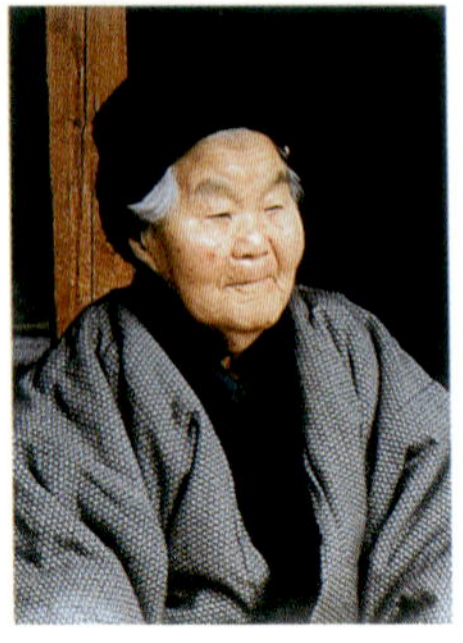

津川イネさん（111歳）
徳島県小屋平村

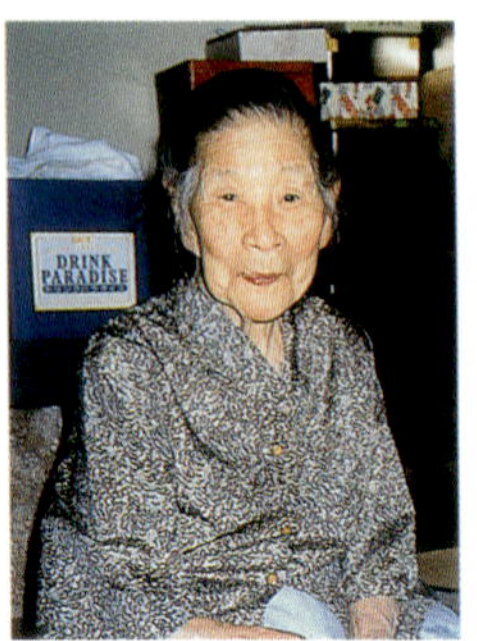

木島ム子（ね）さん（106歳）
鹿児島県市来町

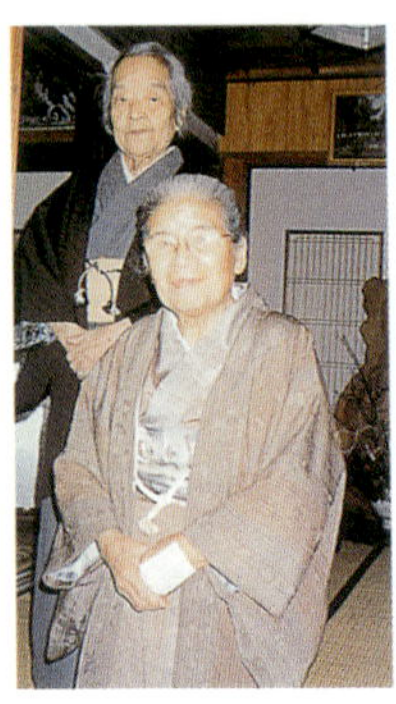

森脇のぶさん（108歳）と妹のちゑさん（97歳）

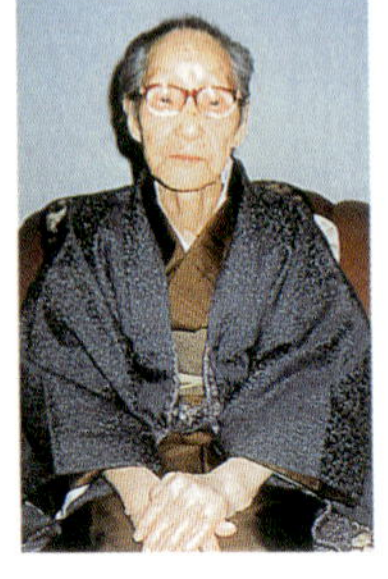

血圧200の松田こんさん（105歳）
50年間，病知らず

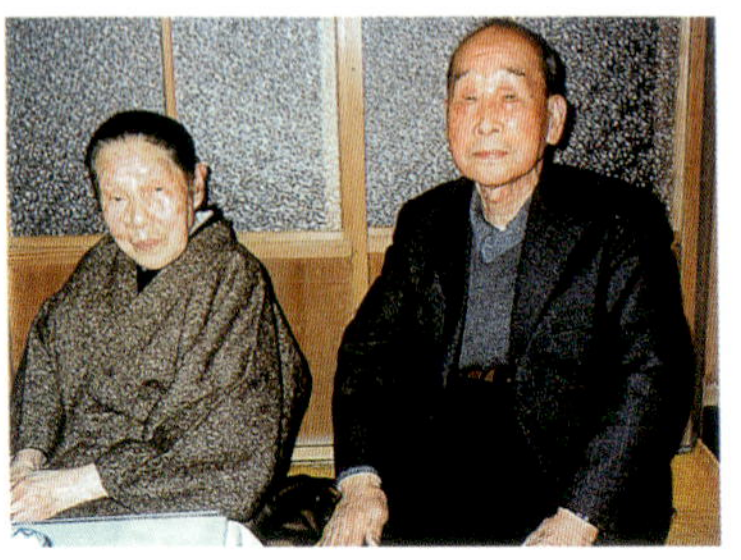

御夫婦併せて209歳
橋元唯之助さん（107歳）
同　はなゑさん（102歳）
兵庫県三田市

親子８人で739歳　６人姉妹で548歳

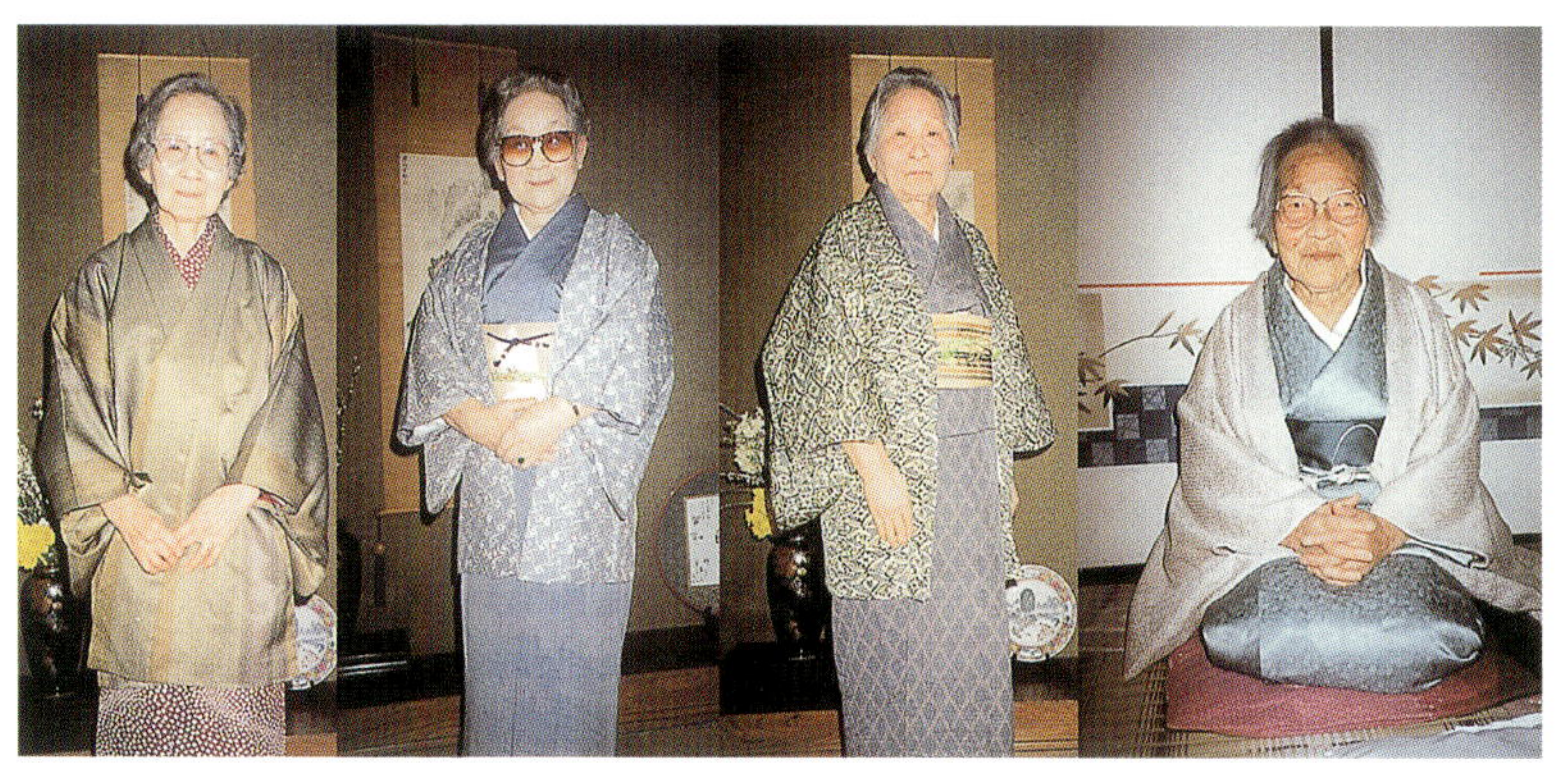

五女　野口タツ子さん（89歳）　四女　野原キクさん（92歳）　三女　山本チヨさん（96歳）　長女　菅サルさん（104歳）

本郷さん（鹿児島）長寿世界一

男性は福岡中願寺さん　最高齢　ともに九州から

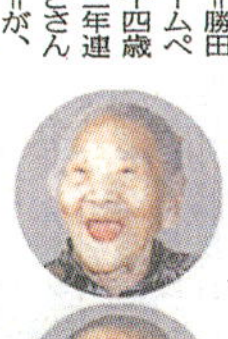

【ニューヨーク19日＝勝田誠】ギネスブックのホームページによると、現在百十四歳で、日本の長寿番付で三年連続日本一の、本郷かまとさん（鹿児島市）＝写真上＝が、世界最高齢者となった。百十五歳の米国人女性モード・ファリス・ルーズさん（ミシガン州）が十八日、肺炎で亡くなったため。本郷さんは、一八八七年（明治二十年）、鹿児島県徳之島・伊仙町生まれ。子供七人で、ひ孫、やしゃごを含めた子孫は約九十人。今年九月十六日で百十五歳を迎える。

男性では二十三日に百十三歳を迎える福岡県小郡市の中願寺雄吉さん＝写真下＝が、男性世界最高齢の認定を受けており、世界最高齢者は、男女とも九州在住者となった。

〈関連記事38面〉

100歳を祝う　ゴルフの最高齢エージシューター　塩谷信男（しおやのぶお）さん

ひと

いまの東大医学部を出て東京・渋谷に内科医院を開いたのが30歳のときのこと。そして、医者は何より丈夫でなければと考え、健康のために始めたのがゴルフだった。

庭にネットを張り、毎日練習した。レッスン書を読み、プロにもついた。休診日の日曜はコースへ。やがて木曜も休診にして、コースへ出た。還暦のころにはシングルになっていた。

「でもね、クラブチャンピオンを何回取ったか、覚えていないの」

84歳で病院を閉じると、伊豆に引っ越してゴルフ三昧。年齢以下のスコアで回る「エージシュート」を3回もした。87歳でスコア83、92歳で92。94歳で46と48の94である。

3回ともホームコースの三島スプリングスカントリー倶楽部の公式戦だが、ゴルフダイジェスト社によると、94歳で94は日本最高記録ではないかという。

いまも週に1度のラウンドは欠かさず、月例会に出ることもある。

「公式戦はリプレースがないからね。ボールは、あるがままに打つ、あの緊張感が好きなの」

チョロっても、オーバーしても腹を立てない。くやしいとも、思わない。

「だって、ゴルフは健康と楽しみのためにするんだよ。怒ったりして寿命を縮めたら、意味ないもの」

24日で満100歳。25日は、親しい仲間とのゴルフ大会が予定されている。

「僕の理論は、軸の回転で振る。それだけ」

現在のハンディは20。ちょっと苦しいが、それもまた楽しみらしい。

文　川村二郎
写真　松沢竜一

食事は玄米と生野菜。「栄養学的には、なっちゃないの」

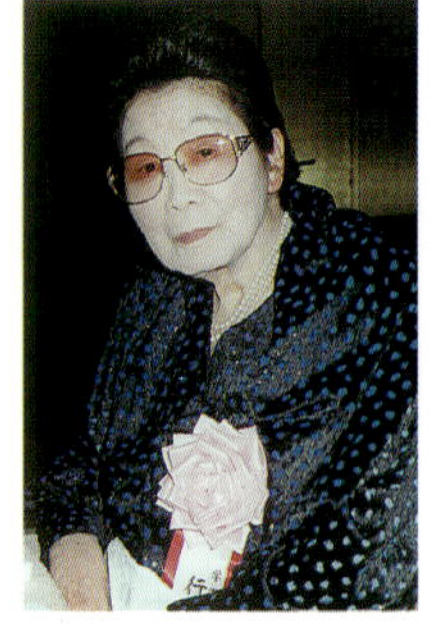

日本で最高齢の神戸女子大学学長
行吉哉女さん（100歳）

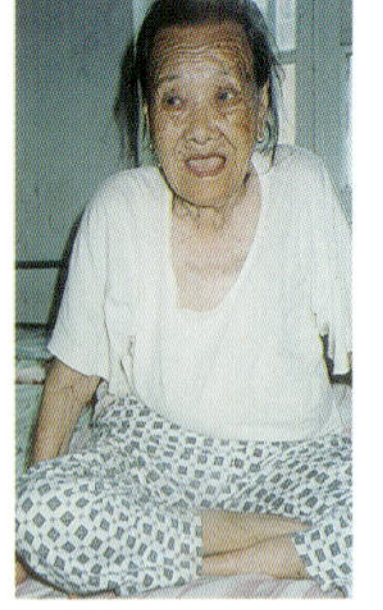

王臻さん（115歳）
中国・大連市在住

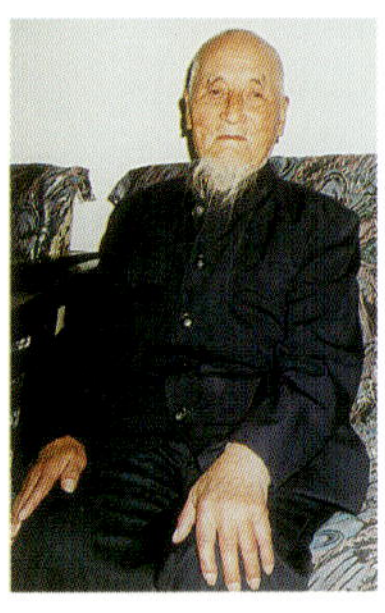

孙克紅さん（106歳）
中国・大連市在住

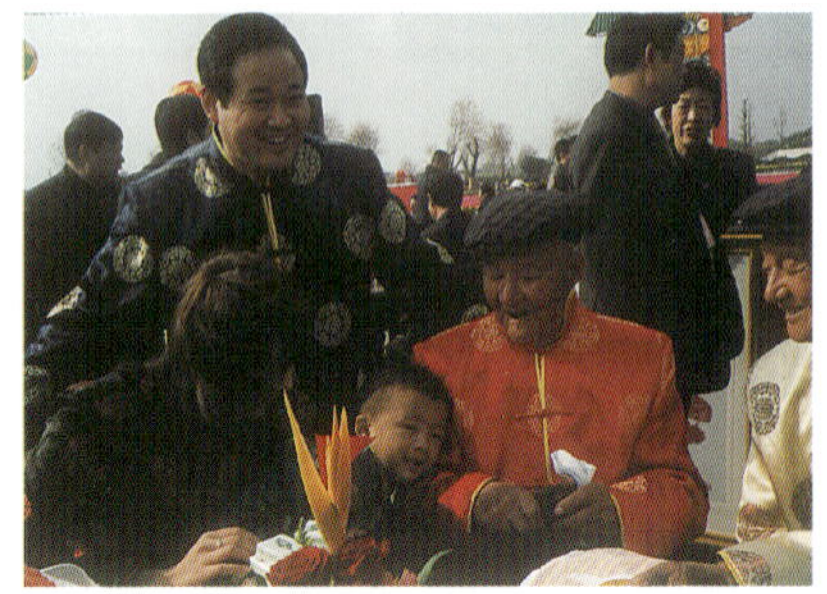

五世代家族の表彰式
中国・如皋市

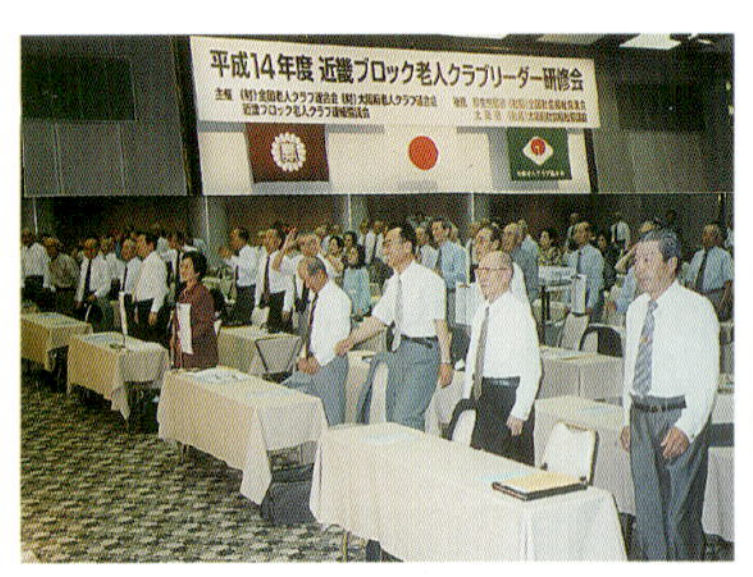

近畿地区老人リーダー宿泊研修会
（2002年於大阪市）

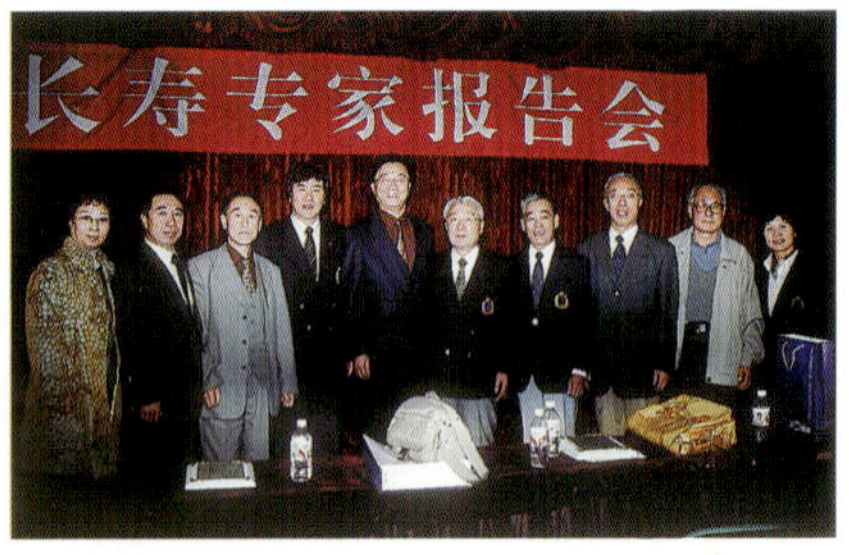

日中の長寿研究者報告会（2002年）

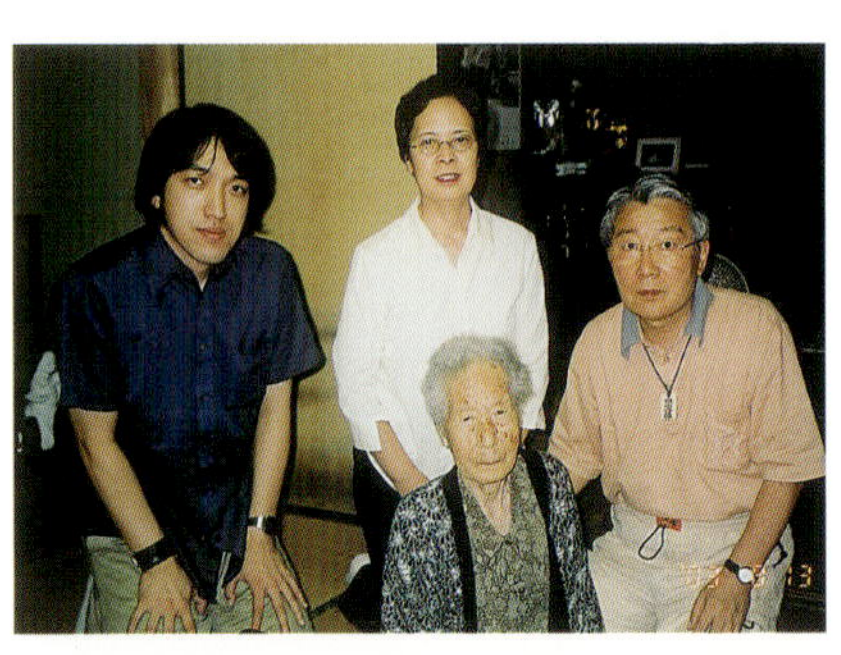

百歳長寿者調査・取材（2003年於天草市）
左より，NHK 百歳番組担当ディレクター・植松秀樹さん，
訪問看護師・松本満恵さん，
宮本シゲルさん（女・101歳），
筆者・外園一人

はじめに

ギネスブック認定世界長寿記録保持者であった泉重千代翁が、百二十歳と二百二十七日で亡くなった前の年（一九八五年）、私は徳之島を訪ねて、長寿に関する聴取調査をさせていただきました。

フランス南部の町アルルに住む女性、ジャンヌ・カルマンさんは、一九九五年十月十七日、重千代翁の記録を破り長寿世界新記録を更新、祝賀会を開いて、CDを発表しました。「ほほ笑みを忘れないのが長寿の秘訣」というカルマンさんは、耳は遠いが話し方はしっかりしていて、「私が十四歳のときに画家のゴッホが私の家によく画布を買いに来ましたが、彼はいつも酒のにおいをさせて文句ばかり言っていた」ことなどもはっきり覚えています。カルマンさんの今の希望は海外旅行をすることだそうで、明日への夢があり大変意欲的です。

中南米のビルカバンバ、ヨーロッパのアゼルバイジャン、ブルガリア、アジアのフンザ王国、オセアニアのニュージーランド、アフリカや中近東の国などにも、伝説的長寿者（生年月日不詳の長寿者）の多い地域はありますが、何といっても戸籍と記録が最も正確で、長寿者が多いのは日本です。

六十年前までは、〝人生僅か五十年〟と言われていた日本が、一九七五年にデンマーク人の平均寿命を抜き一九八〇年には、オランダやアイルランドも抜いて男女共世界一の長寿国になったのはなぜでしょうか。経済の急成長、晩婚化、出生率の低下、科学技術や医療の進歩と衛生思想の普及などにより日本の高齢化は、ドイツの二倍、スウェーデンの三倍以上、フランスの六倍近いスピードで進行しています。

今から四十三年前、日本で老人福祉法が制定された当時（一九六三年）、わが国の九十九歳以上の高齢者は一五三人でしたが、二〇〇四年では、北海道だけで六八六名、兵庫県で六五一名、広島県で四五五名、全国では二万三〇三八名になり四十三年間で約一五一倍以上になっています。しかし、この間に病気は五・〇倍、ケガ二・二倍、一人当りの医療費は増加の一途をたどっています。七十歳以上の老人一人当りの医療費は八〇万円あまりになり多くの人びとが苦しみ健康保険はパンクしつつあります。これらは、国にとっても各個人にとっても急を要するおおきな課題です。

認知症老人八〇万人、オムツをはめた薬漬の老人が、約一〇〇万人をオーバー、この実態を黙ってみているわけにはいきません。二三〇〇万人余の高齢者問題は緊急を要する課題です。

誰でも必ず行けるあの世へ急いで行くよりも、慣れたこの世で存分に生きる方法を長寿者に学びたい！　と私は四十五年前から百歳以上の人達の実態調査を続けています。人生は長生きよりも健康、できれば達者で長生きを願って、一九九二年に『現代養生訓』を著しましたところ予想以上の反響で毎年版を重ね中国語版では現代家庭養生術として長春人民公社でも発行されました。今回はその後の調査研究結果と癌患者としての経験も含めて、健康・長寿、そして心のもち方を探ることにしました。

二〇〇六年六月

著者　外園一人

新・現代養生訓――目次
――百歳百人の証言――

1章 人生の春、夏、秋、冬、

1 願わなくても花は咲く、だが願っても花は散る

原爆が広島・長崎に投下された当時、以降七十年間は草木も生えないと言われましたが、丸こげになった楠から次の年には青い芽が出てきました。その楠は、片足で建つ鳥居のそばで今も懸命に生き続けています。

阪神・淡路大震災のとき、鉄骨鉄筋造りのロイヤルマンションは挫屈して多くの犠牲者がでました。まさかと思われた阪神高速道路が倒壊し木造の家は大きくて古い順番にペシ

ャンコになりましたが、春になるとどこでも草木が芽立ち花が咲きました。だが願っても梅も桜も花は散り、どんなに力のある人でも行く春をとめれる人はありません。猛暑は嫌いだからといって夏の到来を避けるわけにはいきません。

稔りの秋、朝夕のさわやかさは格別ですがそうこうしているうちに肌寒くなり、地震で壊れたままのわが家には、すき間風が入ってきます。誰でも今日よりは若くなれません。

生者必滅、栄枯盛衰です。生きているものは必ず老化して滅び、形あるものは必ず崩れます。

秋が深まれば、いつの間にか日が短くなり肩の上を斜めに通るようになった陽ざしは弱く、太陽はストンと落ちるようになってしまいます。

人の一生を四季にたとえると、零～二十歳が春、二十一～四十歳が夏、四十一～六十歳までが秋で、還暦すぎたら冬ということになります。

女も男も万人に個性があって、性格や行動に長短があるごとく、春、夏、秋、冬にもそれぞれの特徴があり良さがあります。決して春や秋だけが良いわけではありません。

春――厳しい冬の長い北国では強い気持ちで雪どけの春を待ち、幼児のいる家庭では幼稚園や小学校の入学式を待ちます。三月から四月はどこでも新芽が吹き出し願わなくても花が咲き、艶々とした若葉は美しく、観ているだけでも気持ちよく精気を感じます。しかし、この時期には雨が多く若葉には虫がつきやすく〝春一番〟があります。一年間で最も多く雹（ひょう）が降るのもポカポカ陽気の五月です。満開の桜花も一夜で無惨な姿になり、新芽のお茶が霜で全滅するのも春です。子どもたちも若々しくて伸び盛りのときは傷つきやすく、病気になったら急速に悪化しやすいときでもあります。

中学時代は相手がいなくても恋に恋することができるし夢があります。高校時代は動きたいだけ動けるから自己の能力に挑戦しますが分別力が充分でないから危険でひやひやします。

夏――服装も身軽でいいのですが、汗をかかないと仕事にならないシーズンです。

二十歳になると子どもは成人し、自立したものは昇進して生涯の目標がみえてきます。志で自分を鍛える人はどんどん成長していきますが就職もできず世間の雷に脅（おび）える人もでてきます。

人間の成熟は家族の分裂と増加につながります。

二十歳までを、夢・恋の時代であるとすれば、二十一～四十歳までは、無我夢中で、努力・愛・忍耐の時期といえましょう。

就職・結婚・育児・よりよく生きていくための自己啓発・ローンの返済などすべて必死でハードルをクリアしなければなりません。それでも人生の上り坂ですから頂上を極める楽しみがあり、何といっても若さがあります。

夏には頭の真上を通る太陽も必ず「これからは下り坂かや峠茶屋」の時点を通過することになります。子どもたちには、これまでほど手はかからなくなりますが、ぐんとお金がかかるようになります。この頃が人生の夏も終わり頃といえましょうか。

秋――九月になると朝夕は多少凌ぎやすくなり〝秋〟と思うだけでほっとします。家族が食欲旺盛で、油っこくて汗くさい洗濯物に追われていた時期がすぎると人生の初秋です。

しかし、子育てに手がかからなくなると親・舅・姑さんに気と手がかかるようになります。奥さんは、子どもや夫や家庭のために、毎日考える間もないほど働きとおしてきたのに、はっと自分に気がついたころには、烏の足跡は多く深くなり更年期の前期症状が現われます。「いやいや、まだ私は女盛りよ！」と自分にいいきかせてみたところで、ボデイーラインは確実に変わっており秋風を肌寒く感じるようになります。

体重は増え、太股（ふともも）の肉は霜ふりになり二重顎（あご）に三段腹で、ハァハァー、トボトボ、アーシンド！　立ったり座ったりするときに、ヨイショ、ドッコイショ！　とかけ声がかかるようになり、親子、夫妻のもめごとが増えます。

秋は台風が二つくらい通過すると天候も安定して走り出したいような天気になります。

男も四十五歳をすぎると就業安定期、転勤・出向・転出にも動じないようになりますが、自分自身に気をつけないと、安定がマンネリ化に直結して、仕事のうえでも人間的にも伸びが止まります。否、低下して周囲に嫌われはじめます。

四十歳代は、二十歳代のときに一週間かかっていた仕事が一～二日でできるようになります。五十歳代では三十歳代の二～五倍の仕事をこなす人もでてきますが、これをベテランやオーソリティーと呼び、これは、正確に積み上げる努力の差によってできる信用と仕事量の個人差です。

秋になって稔り多い収穫ができる人は、春にタイミングよく種を播き、夏に草をとり適切な肥料を施した人だけです。

冬――北海道は夏がいいと思っている人の大部分は、北海道へ行った経験が夏だけの人のようです。札幌・函館・室蘭・富良野だけでなく、北海道の各地には春の良さ、秋の楽しさ、冬の美しさがあります。

北海道の人たちは、あえて一番好きなシーズンといえばやっぱり冬よ！　という人が多いようです。

スイスの友人、ノルウェーの同窓生、デンマーク、フィンランドの知人など北国の人達は、夏には、ギリシャやスペインまで太陽を買いに行きますが、やっぱり住むのには冬の長い北欧が一番いいと言います。人生の冬、六十一歳以降は、３Ｋが確保されていれば、人生で最も楽しく幸せな時期になります。

体（健康）、心（生き甲斐）、金（財政）の３Ｋです。親を送り子どもが独立して自由な身分になったときから、この世を去るまで健康でありたいものです。

若いときは辛苦であっても六十五歳すぎて、達者で張り合いがあれば幸せな人生になります。

ある程度のお金がないと好きなこともできませんが、大金持ちでも老後に紙オムツをはめていては幸せにはなれません。

七十歳で膝に水が溜りまったく動けなかったけれど八十歳で完全に治り、百歳で何不自由なく独り暮らしで人生の冬を楽しんでいる人（岩井ナデさん）、七十六歳で喉頭癌の手術をうけて、百歳人生を全うした人（前田伊八さん）、七十歳でクモ膜下出血で倒れ、二カ月入院加療、九十六歳の現在まったく後遺症のない人（山本チヨさん）、六人姉妹あわせて五百四十八歳、皆さん元気で笑いのたえない人達（五島列島の菅サルさん姉妹）等など人生の冬の楽しみ方と生き方を参考にしていただきたい方々が沢山おいでになります。

2　男の顔は履歴書、女の顔は請求書、顔の色艶診断書

子どもの躾は理屈ではないのだから、歳に「ツ」がつくまでは、おいしくなくても体に良いものを食べさせなさい。おはようございます、おやすみなさいなどの挨拶は、両親が率先して五歳までに身につけさせること。食物を残すと罰があたり、親を粗末にするとあ

とで思いあたる。お腹の虫を怒らすと正しい判断ができにくくなるなど、いい教えをたくさん残していただいています。

私達の気質と気性は、もって生まれたもので変わりませんが、習慣的性格と態度は子どもの時ほどよく変わります。

現代の子ども達は、発育発達の加速化現象とマスコミの影響で、本来の〝子どもっぽさ〟がなくなったと言われますが、そんなことはありません。

素直さ、純粋さと好奇心は子どもほど立派で、昔の子ども達より今の子どもの方が多くのことを知っています。

昔の親は十七～十八歳で結婚して四十九歳で亡くなるまでに平均七～八人の子どもを産んでいました。だから末っ子が小学校へ入学するまでに親は死んでいたわけで、お母さんが子どもを躾(しつけ)る切り札は、「お母さんが死んだらどうするの?」でした。だからお母さんの言動に迫力と切実さが感じられたわけですが、今はそうはいえません。二十八歳で二人目の子を産み終えたお母さんは、八十三歳でも健在で、息子や娘が定年退職しても生きている人が多いわけですから、子どもの負担も大変なものです。最近は、子どもにおんぶにだっこをしてもらっている親、子不幸している親が増えています。

元気で長生きしてくれる親は心の支えになりますが、更年期以降は病みがちで、退職後は、ぼやいてばかりいる親をもつ子どもは同情に値します。

早い人は四十～五十代で諦めの時代にはいり、六十代は不安孤独で、七十代は巣ごもり準備時代になるとも言われますが、人生に余生はありません。六十歳以降は人生の完生期です。

しかし、それも各人の考え方、生き方次第で、六十より七十、後にその実例を示してありますように歳をとるほど自由で張りのある毎日をすごしている方々もたくさんあります。

熟年になったら顔の色艶が生活の診断書で郵便ポスト（型）は肥満症といいますが、特に四十歳すぎた男は、自分の顔に責任をもたなければなりません。

自分の親や子ども達、家族にあたたかく、周囲の人を楽にさせていない男の顔には、側（はた）を楽にする動き（働き）がたらんと書いてあります。

自分の収入の六〇パーセント以上で毎日暮している人の顔には、贅沢で分不相応、収入の一〇パーセント以上を自分の能力や個性を引き出すために投資してない人の顔には、不勉強と書いてあります。家庭・友人・知人に喜んでいただく費用として一〇パーセントは使うべきだし、収入の二〇パーセントは老後のために蓄えておくべきでしょう。

テレビを観ていても、笑うだけで考えない主婦、働く女性で本を読まない人、展覧会や音楽会で感性をみがかない男性、飲食費には惜しみなくお金を遣うのに、新聞代や本代をケチる人は、いつの間にか郵便ポストの〝御先祖さん〟になってしまいます。

日本のように、平和で自由な国では、自由のありがたさがわかりにくく、元気な時には健康で当然と思い、贅沢病の初期感染時にはまったく症状が現われません。

急に倒れることはあっても急に高血圧になったり糖尿病になったりすることはありえません。動脈硬化・高血圧・糖尿病などの生活習慣病や性格異常は、生活の歪みと数年以上の無反省でできあがります。

3　運動処方のポイント

薬物も量や使用法を間違えると毒になるように、健康・体力づくりに役立つ運動も適当でないと害になります。体の弱い人、高齢者や病人に許容される運動の種類や強度は限られています。運動処方は、運動する人が、自分の体力・健康状態、性・年齢、シーズンなどにあわせて、自分でつくるものです。

前述のように、運動の効果があるからといって、無理をして行ってはいけません。体調や気分の良い時に、動かない運動（Isometorics）から少しずつ始めて、その次にゆっくり歩くことです。気分の良いときでも運動が強すぎたり量が多すぎたりすると有毒な活性酸素が体内にたまることになります。

動く運動（Isotonics）をする時は、話しながらできる程度の強さで行い、心拍数が心臓の力の八〇パーセント（一二〇～一六〇回／分）を越えないようにすることです（図表1－1・2参照）。

図表1-1　運動時の心拍数

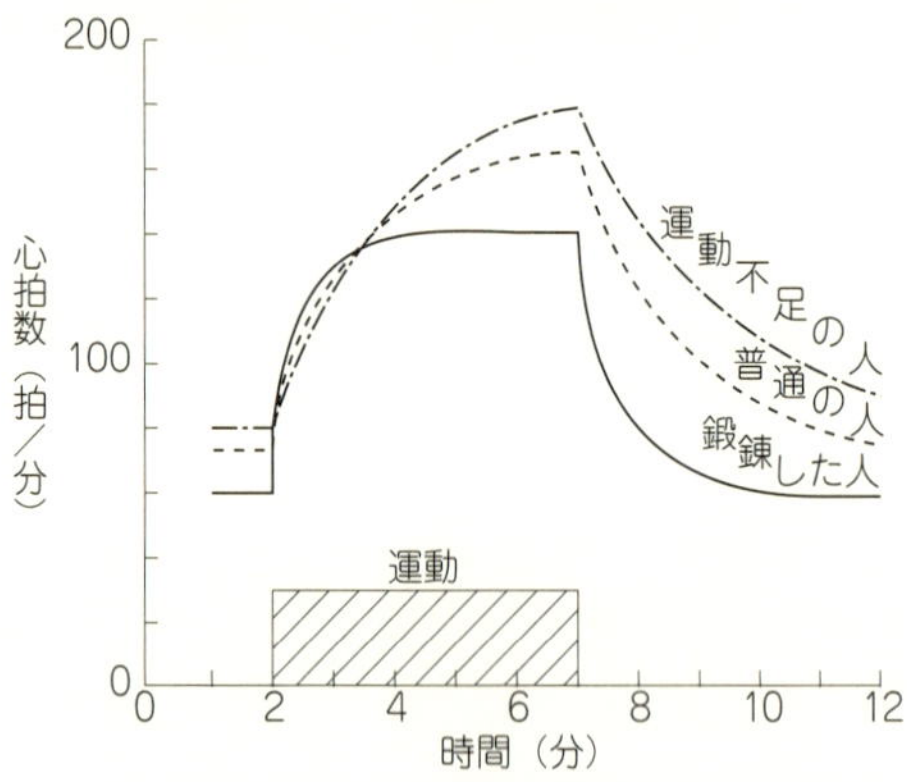

（注）よく鍛練した人の心拍数は運動開始とともに速やかに上昇し，プラトーに達するが，運動不足の人のそれは上昇が遅く，かついつまでも上昇を続ける．

図表1-2　最大心拍数と年齢との関係

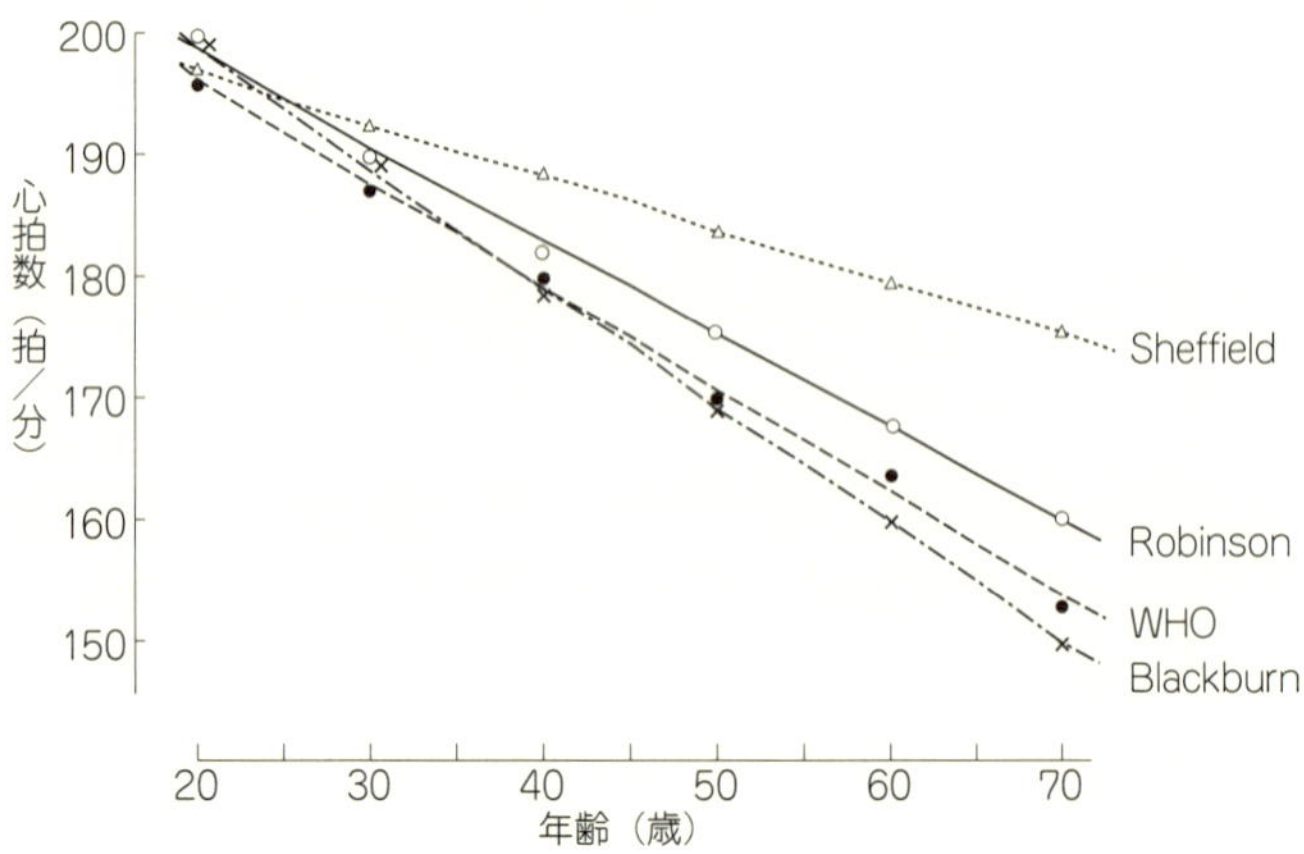

息もつけないほど頑張ると運動の効果よりマイナスの方が多くなります。
病気の予防やストレス解消のために、頑張らなければならん！　という義務感や正義感が強すぎると、βの脳波と悪玉酸素（活性酸素）が出て、ストレスや脳卒中の原因になります。活性酸素は、遺伝子を傷つけたり、過酸化脂質という老化物質を生成して、成人病リスクを高めます。

日本一の超高齢者の町、こんなところが増えています。

山口県の東和町　　六十以下はおりません
定年退職者のユーターンが　　ナウイことをと思っても
どんどん増えてる古里へ　　昔のハイカラいま化石
五十～六十は花なら蕾（つぼみ）　　残り少ない人生を
七十～八十は働き盛り　　好きなことして、ゆっくりと
町おこしの新役員　　釣りや自然を楽しもうと

帰ってきた筈なのに　六十、七十は若い者
変わってしまった古里は　町おこし　働きます
八十、九十とくらぶれば　今日の健康に感謝して

△癌と言っても多種多様。原因説には四ツ（刺激説・突然変異説・ストレス説・ウイルス説）あるが誰れも解らん本当のことは。大事なことは早期発見、良い病院。
△咳・クシャミするたびチビル術後に老後。でも心配無要、いろいろあるよ良いパット。
△気体・液体・固体の区別もままならずお世話になります紙オムツ。
△理屈じゃないぞ世の中は。言施、眼施ありがとう！　看護師さんお医者さん。
△用意した遺影、棺桶見積書、忘れてた三途の川の渡船料。又も幸運助かった。――塞翁が馬――

2章 変化しているあなたの生活・健康と心の実態

1 あなたの生活診断

十年ひと昔といったのは、すでに五十年前までの話で、現代では〝三年ひと昔、十年化石〟という受け止め方も間にあわないほどのスピードで激変しています。

〝最近の若者は……〟この言葉は古代バビロニアの遺跡にも書かれていた言葉ですが現代も将来もおそらく永遠に使われるだろうと思われます。これは時代の流れについていけない人達の嘆きでしょう。

働きすぎの日本人、経済効果の企業マン、意識変化の新人類、女性進出産業界、激動崩壊世界の流れ、これからどうなる高齢者などといわれていますが、あなたの体も変質しています。

あなたの健康と幸せな生活の出発点は、まず変化しているあなたの生活実態を知ることでしょう。

これからの暮しのポイントは、治療よりも予防、延命よりも健康、そして健康や体力を支えている一つひとつの要素よりも、全体のバランスを大切にしなければなりません。

レントゲン以外の健康診断は、年一回よりも毎月受診した方がいいわけですが、実際問題としてそんなことはできません。

健康づくりは、どこまでいけるか、どうするか思案しているよりも、しやすい方法で実践する方が成果に結びつきます。まずは、スムーズに出てくるおしっこやうんこちゃんに感謝しつつ、色・形や臭いに関心をもつことから始めてみましょう。

2　あなたの健康度チェック

成長でも退化でも、何年もかかって、少しずつ変化している時には、その変化に気づきにくいものです。

自分が子どもだった頃、三十歳の人はおじいさんにみえ、四十歳の人はおばあさんに感じられたのに、いつの間にか自分がその歳になってみると、そうは思わないでしょう。

年齢も臭い同様、自分がその変化の中に入ってしまうと、いつの間にか認識と機能のズレが大きくなっていることに気づきにくいものです。

健康度や体力の歪みが認知できず、錯覚や過信が病気やケガに直結する場合が多くなっています。そんなつもりじゃなかったのにというのがそれです。

塩や砂糖の味は、どんな専門書でも解りませんが、少し舐（な）めてみると同じ色をしていてもどちらが塩か砂糖か、その味さえすぐ解ります。

生活は学歴ではなく実歴です、あなたの健康は、あなたの実践がつくりだします。

A 休養

( ) 1.睡眠時間は毎日七時間以上とっている。
( ) 2.就寝時刻は二十三時をこえないようにしている。
( ) 3.毎週一日はゆっくり休める。
( ) 4.夜はぐっすり眠れる。
( ) 5.一カ月に四十時間以上の残業はしない。
( ) 6.夜中に起きることは少ない。
( ) 7.昼間時々いねむりをすることはない。
( ) 8.朝、目覚めたときさわやかな感じがする。
( ) 9.興奮して寝られないようなことはほとんどない。
( ) 10.すぐ横になってゴロ寝することはない。

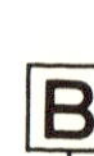

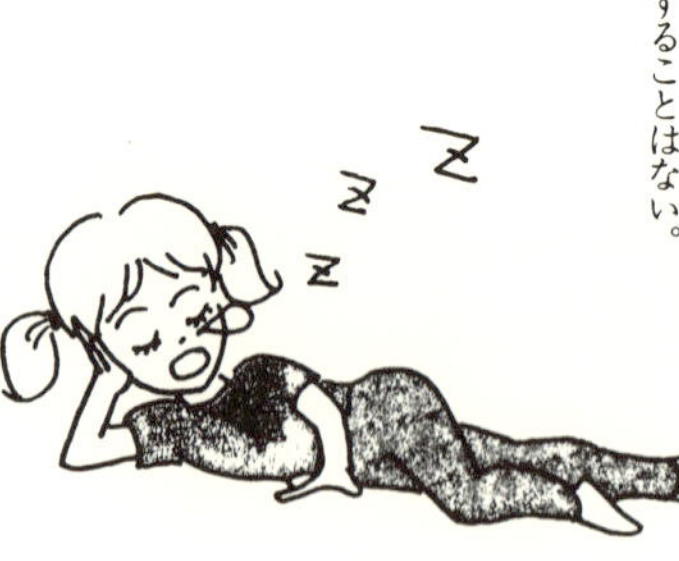

B 栄養

( ) 1.食事時間は規則正しい。
( ) 2.三食とも必ず食べる。
( ) 3.ビタミンなど栄養剤は飲まない。
( ) 4.間食や夜食（二十一時以降）をとらない。
( ) 5.腹八分目で済ますようにしている。
( ) 6.コーヒーはあまり飲まない。
( ) 7.野菜をよく食べるようにしている。
( ) 8.好き嫌いなくなんでも食べる。
( ) 9.週一日以上はお酒類を飲まない（休肝日）。
( ) 10.栄養のバランスを考えて食事をとる。

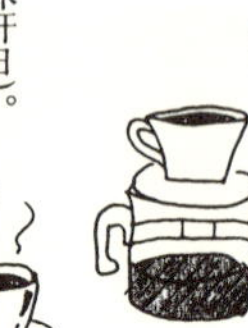

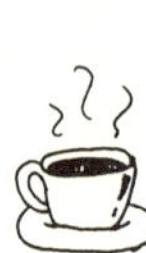

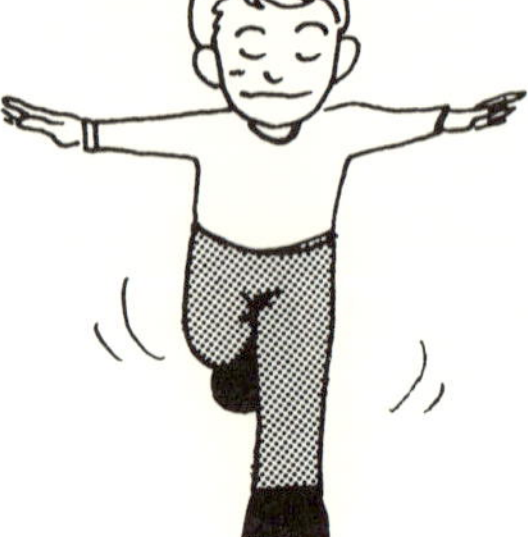

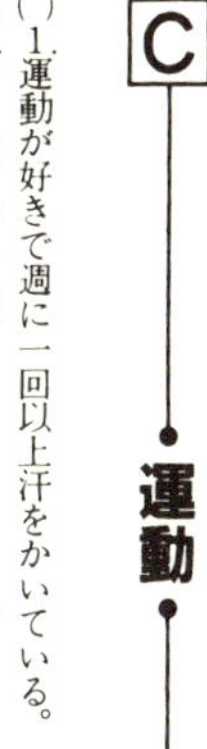

C　運動

( )1.運動が好きで週に一回以上汗をかいている。
( )2.一日一万歩以上歩くようにしている。
( )3.エスカレーターを使わず階段を使う。
( )4.車に乗ることが少なくよく歩く方である。
( )5.立ったまま前屈して床に指先がつく。
( )6.最近下腹が出てきて、見苦しいと思う。
( )7.寝たきり老人になりたくないと思う。
( )8.立ったり座ったりする時でもよいしょ！とかけ声がかからない。
( )9.エアロビクス運動やストレッチ体操のやり方を知っている。
( )10.家族で一緒に運動することがある。

D　生活態度

( )1.タバコは吸っていない。
( )2.職場や家庭で他人のタバコの煙は吸わないようにしている。
( )3.規則正しい生活をしようと心掛けている。
( )4.早寝早起きを心がけている。
( )5.軽い症状でも専門家のチェックを受けるようにしている。
( )6.入浴や着替えをおっくうがらない。
( )7.自動車の安全ベルトは必ず締める。
( )8.徹夜で仕事や遊びをすることはない。
( )9.健康診断は必ず受け、時には人間ドックにもはいるようにしている。
( )10.その他健康管理に気を配っている。

E 心の安定

( ) 1.人づきあいが良く友人が多い。
( ) 2.物事にはわりと冷静に対処できる。
( ) 3.いつまでもくよくよ考えることはしない方である。
( ) 4.どちらかというとネアカの方だ。
( ) 5.テレビの画面をみながらぶつぶつ文句を言うことはしない。
( ) 6.夢中になれる趣味をもっている。
( ) 7.ストレスの発散が上手にできる。
( ) 8.仕事中でも気になる心配事をもっていない。
( ) 9.単身赴任ではない。
( ) 10.実際の年齢より気が若い方だ。

F 環境

( ) 1.きれいな空気が吸える所に住んでいる。
( ) 2.おいしい水を飲んでいる。
( ) 3.家のまわりに植物や自然が多い。
( ) 4.家の近くに運動できる場所がある。
( ) 5.適度に日光浴をするよう心掛けている。
( ) 6.家族に病気になっている人がいない。
( ) 7.職場体操をみんなでやっている。
( ) 8.自分の血圧、脈拍などについて知っている。
( ) 9.健康増進に関する本をよく読む。
( ) 10.何でも相談できる友達か医者がいる。

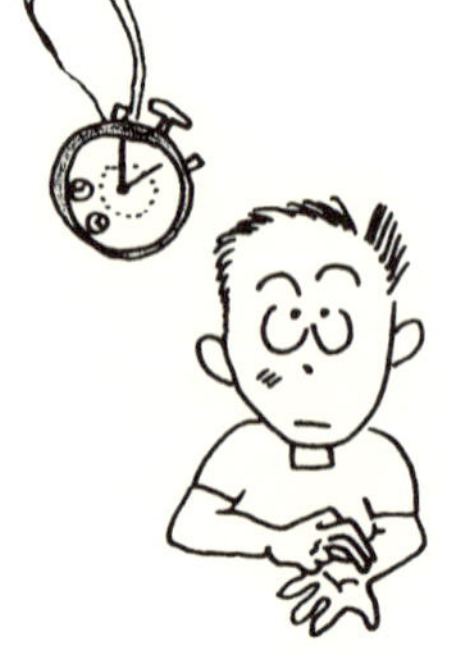

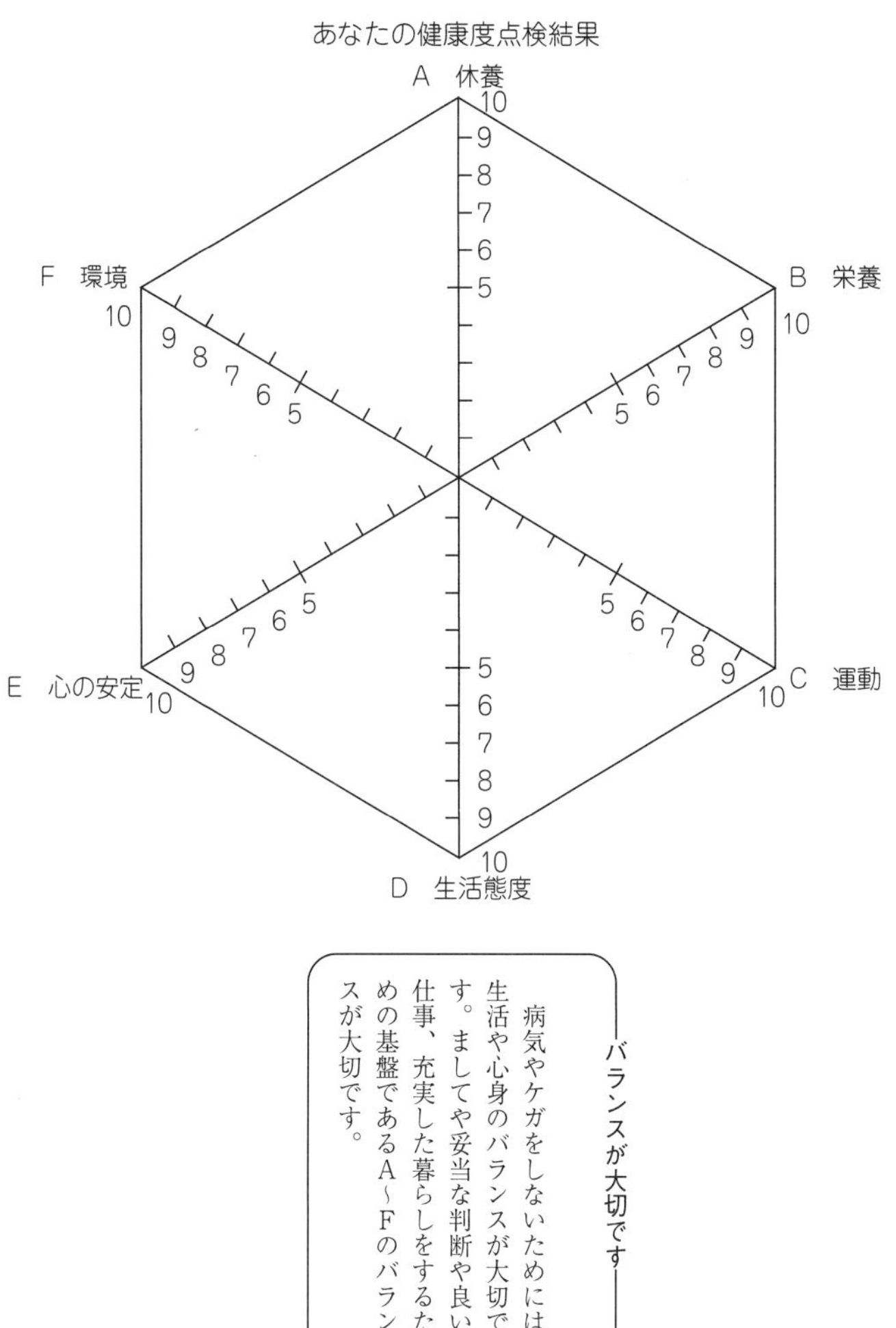

バランスが大切です

病気やケガをしないためには生活や心身のバランスが大切です。ましてや妥当な判断や良い仕事、充実した暮らしをするための基盤であるA～Fのバランスが大切です。

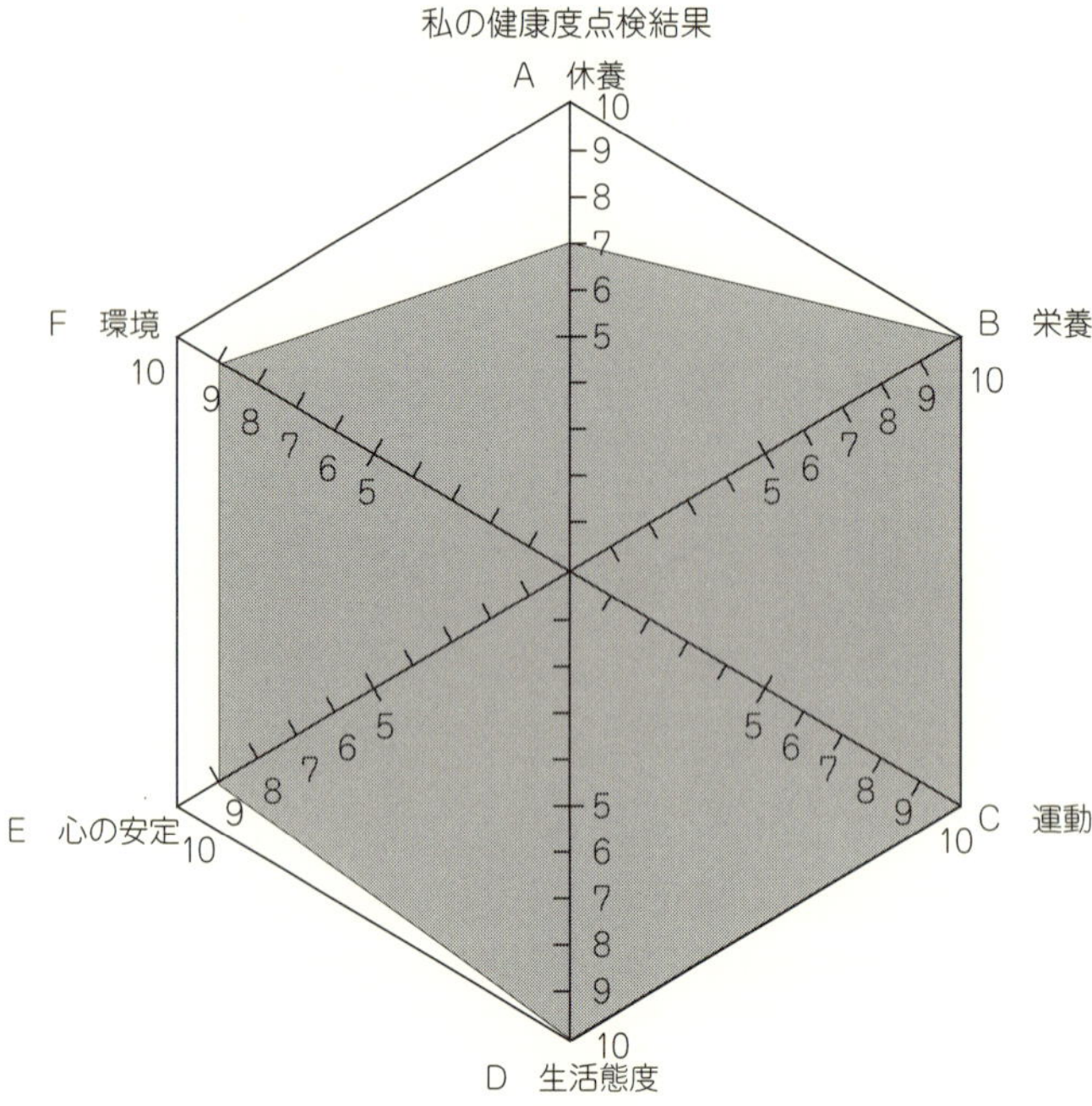

Ａ～Ｆで、「そうです」と思う項目に○印をつけ、それぞれの数を、プロフィールにしてみましょう。

上図は、筆者（外園）の健康度チェックの結果ですが、まず休養不足が病気の引きがねになるということを示しています。

次に、これは自己評価ですから、積極的な思い上りを示しているかも知れません。同じことを家族などに評価してもらって、その面積が大きければいいのですが、反対に小さい場合は、ひとりよがりということですから本人が反省・改善しなければなりません。

改善のポイントとしては、点数の大きいところをより大きくするのではなくて、まず点数の低いところを改善して全体のバランスをとるようにしなければなりません。

面積が狭くてもバランスがとれている人は病気になりにくく広くてもアンバランスな人が病気やケガをしやすい人ですから〝要注意〟です。

3　あなたの心がわかる　性格もわかる
――あなたのエゴグラム――

人は誰でも、自分の後姿と欠点は解りにくいものです。今私は、嬉しいのか悲しいのかぐらいは、誰でも解りますが、ネアカなのかネクラか、その程度はどのくらいなのか、私の性格は父母のどちらにどのくらい似ているのか自分でも解りません。

〝心〟や性格は、形や重さで測れないこともあって、なかなか把握しにくいものですが、

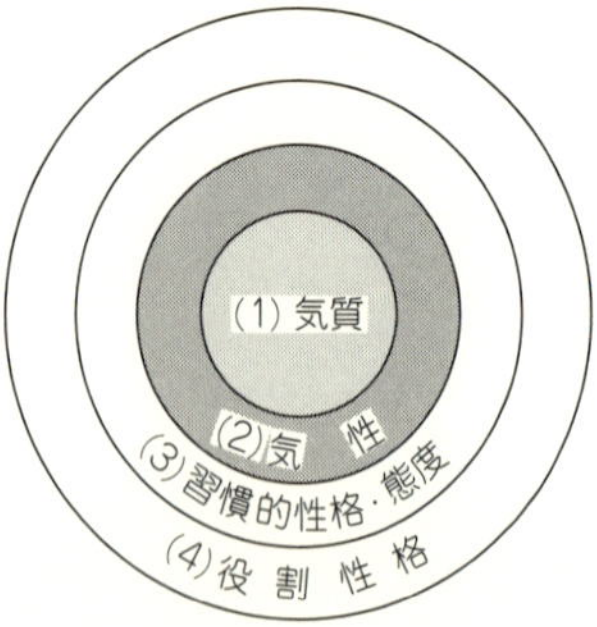

ここにわかりやすいハタ生活総合研究所長の性格認知と自己改造トレーニングの方法がありますので紹介します(図表2-1参照)。

性格は、生まれつきの(1)気質と、三歳ぐらいまでにつくられる(2)気性と、成育過程で形成される(3)習慣的性格・態度からできていると言われます。

兄・姉になったり、父・母になったり、管理職になったために態度が変わる人がありますが、これを、(4)役割性格と呼んでいます。

だから(1)・(2)は変わりませんが、(3)は育った環境や習慣などによって変わりますから、(3)・(4)はトレーニングによる効果が期待できます。

図表2-1　性格の構造

(1) 気質
(2)気　性
(3)習慣的性格・態度
(4)役 割 性 格

ドロシー・ロー・ノルトが言うように、批判を経験した子どもは人を非難するようになり、敵意を経験した子どもは戦うようになり、寛容を経験した子どもが忍耐強くなります。

安寧を経験した子どもは人を信頼でき、受容と友情を経験すれば、子どもは隣人や世界を愛することができるようになります。

気質には、躁うつ気質と分裂気質とてんかん気質の三つがあって、三歳ぐらいまでにできあがります。

Critical Parent（＝批判的な親）、Nurturing Parent（＝保護的な親）、Adult（＝大人）、Free Child（＝自由な子ども）、Adapted Child（＝順応した子ども）の各特徴をあげると次のとおりです。

CPが高い人の良い面	CPが高い人の悪い面	CPが高い人の口グセ	CPが高い人の態度や表情	CPが低い人の特徴
・規律を守る ・しつけをする ・几帳面 ・けじめ、伝統習慣を守り伝える ・道徳的 ・責任感が強い ・正義感が強い ・リーダーシップにとむ	・攻撃的 ・権力を使う ・強制する ・偏見をもつ ・圧迫する ・排他的になる ・干渉する ・高すぎるとワンマンになり周囲の人に煙たがられる	・バカ！ ・ダメじゃないか ・当然だろう ・○○すべきだ ・そんなこと位わからないのか ・後悔するぞ！ ・言う通りにしなさい ・理屈を言うな	・自信過剰 ・支配的 ・ボス的 ・ケンカ腰 ・見下げる ・小馬鹿にする ・他人を利用する ・特別扱いを要求する ・有言実行	・無責任 ・ルーズになる ・人の言葉に流される ・ノーと言えなくなる ・反対意見が言えない ・指導力が乏しい ・かげ口をいう

NPが高い人の良い面	NPが高い人の悪い面	NPが高い人の口グセ	NPが高い人の態度や表情	NPが低い人の特徴
・思いやり ・慰める ・わかってやる ・同情する ・許してやる ・心づかいをする	・甘やかす ・過保護 ・過干渉 ・人にまかせられない ・口うるさい ・世話を焼きすぎる ・おせっかい ・高すぎると心配性で過保護 ・親切の押売り	・～してあげよう ・淋しいのね ・よくできたね ・大丈夫～できるよ ・可哀そうに ・がまんしましょう ・私にまかせておきなさい ・心配しないでね	・優しい ・同情的 ・愛情がこもる ・温かい ・安心感を与える ・柔かい ・ほほえむ ・肩に手をおく ・ゆっくり耳を傾ける ・世話をやく	・冷淡になる ・拒絶する ・他人のことはどうでもよいという態度 ・他人を自分の野心の犠牲にしやすい ・親しい人間関係をもちにくい ・温みに欠ける

Aが高い人の良い面	Aが高い人の悪い面	Aが高い人の口グセ	Aが高い人の態度や表情	Aが低い人の特徴
・冷静である ・知的である ・理性的である ・感情的にならない ・現実認識にすぐれている	・自己中心的 ・科学万能主義 ・物質万能主義 ・自然無視 ・人間のコンピューター化	・なぜ？ ・どうして？ ・いつ ・どこで ・いくら ・～と思う	・落ち着いた低い声 ・単調 ・冷静 ・明瞭 ・相手に合わせる ・注意深く聞く	・ずさん ・行き当たりばったり ・状況判断が狂いやすい ・行動にムダが多い

	・事実を評価する ・客観的である ・分析的である ・合理的である
	・計算高い ・クール ・理屈っぽい
	・具体的に言うとだね ・考えてみよう ・私の意見では……
	・打算的 ・機械的な態度
	・気楽に気分で行動する ・めんどうなことは考えず気楽にやろうとする

FCが高い人の良い面	・創造性が豊か ・直感力が冴えている ・明るい ・ノビノビしている ・天真らんまん ・感情表現が自由である ・積極性がある ・好奇心が旺盛 ・行動的 ・ネアカ
FCが高い人の悪い面	・わがまま ・無責任 ・調子にのる ・衝動的 ・言いたいことを言う ・悪ふざけをする
FCが高い人の口グセ	・ヤッター ・好きだ ・嫌いだ ・助けて ・うれしいなぁ ・わぁすごい ・エー本当 ・キレイだ ・～がしたい ・お願い
FCが高い人の態度や表情	・開放的 ・のびのびした調子 ・明るい ・くったくない ・感情的 ・まわりの迷惑を考えない ・はしゃぐことが多い ・よく笑う
FCが低い人の特徴	・無気力 ・無感動 ・シラケ人間 ・無表情 ・ネクラ ・セックス下手 ・人生を楽しめない ・何を考えているのかわからない

ACが高い人の良い面	ACが高い人の悪い面	ACが高い人の口グセ	ACが高い人の態度や表情	ACが低い人の特徴
・がまん強い ・協調性がある ・自分の気持を出さない ・他人の期待に添う努力をする ・イイ子にふるまう ・信頼する ・人の言うことをよく聞く ・素直	・主体性がない ・自信がない ・消極的 ・すねる ・ふくれる ・依存的 ・黙りこむ ・閉じこもる ・こびる ・すぐ人に妥協してしまう	・どうせ私なんか ・はい、そうします ・すみません ・ごめんなさい ・私が悪かったのです ・～していいでしょうか ・ちっともわかってくれない ・もういいです ・困るんです ・わかりません	・自信がない ・遠慮がち ・気を使う ・とり入る ・おどおど ・人の目を気にする ・まともに目を合わさない ・自分を責める	・反抗的になる ・独善的になる ・がんこ ・あまのじゃく

図表2-2は筆者のエゴグラムですから、外園は人の話をよく聞き、ブラックジョークを少なくして相手を立てるようにした方がよいことを意味しています。

私はゴーイングマイウェイの傾向が強い性格ですから、相手の立場を考えることが、自己改造のポイントといえます。

図表2-2　わたしのエゴグラム

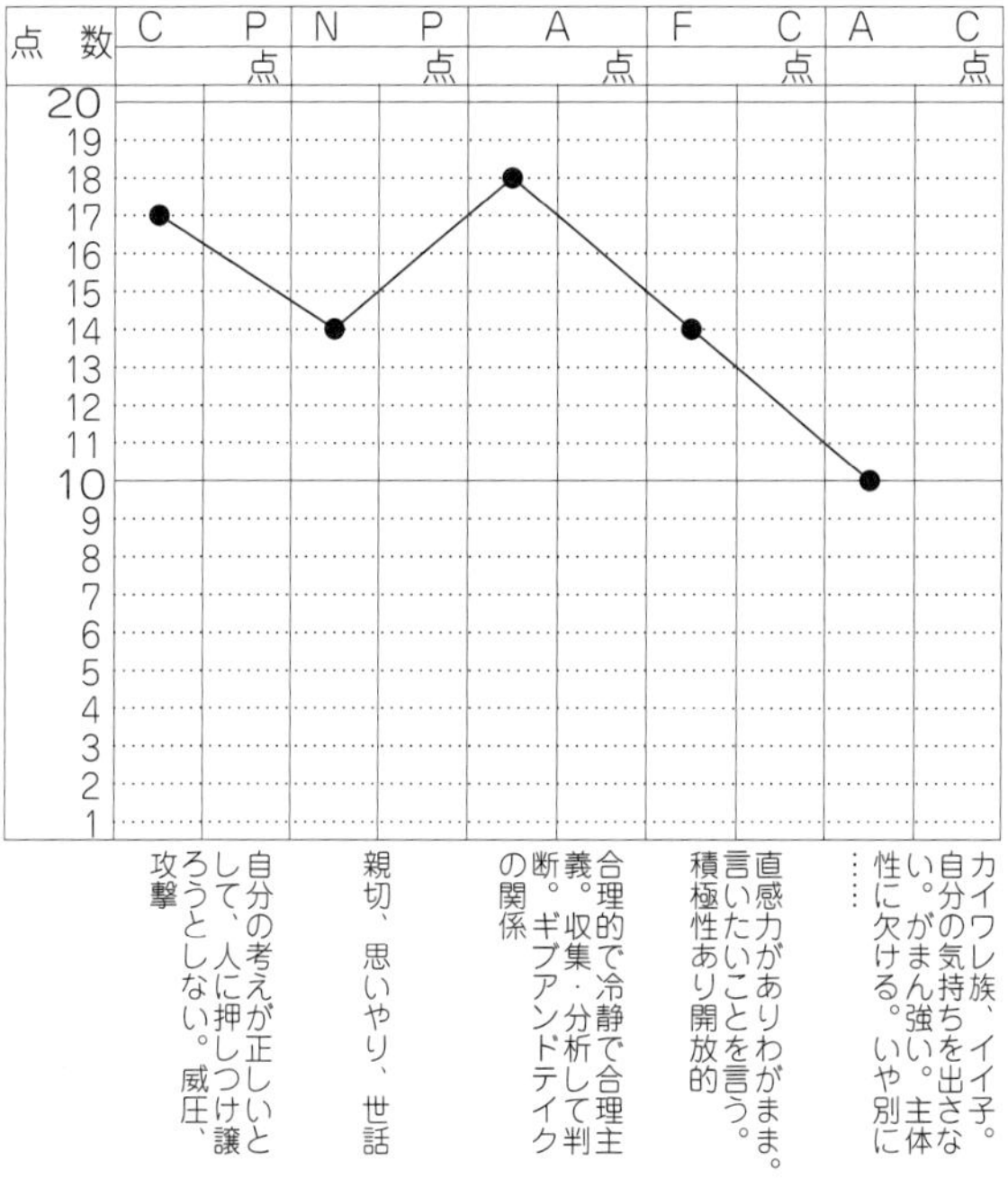

点　数	CP	NP	A	FC	AC
	点	点	点	点	点
20〜1					
	自分の考えが正しいとして、人に押しつけ譲ろうとしない。威圧、攻撃	親切、思いやり、世話	合理的で冷静で合理主義。収集・分析して判断。ギブアンドテイクの関係	直感力がありわがまま。言いたいことを言う。積極性あり開放的	カイワレ族、イイ子。自分の気持ちを出さない。がまん強い。主体性に欠ける。いや別に……

図表2－3

1） 次頁の各設問に

『はい』と思うときは□欄に　2

『どちらでもない』と思うときは　1

『いいえ』と思うときは　0

と記入してください。

2） 終りましたら，タテの欄の合計を出して，下表の得点欄に記入してグラフを作ってください。

点数	C　P	N　P	A	F　C	A　C
	点	点	点	点	点
20					
19					
18					
17					
16					
15					
14					
13					
12					
11					
10					
9					
8					
7					
6					
5					
4					
3					
2					
1					

3）あなたのエゴグラムは

	設　　　　問	CP	NP	A	FC	AC
1	動作がきびきびしていて能率的である					
2	あけっぴろげで自由である					
3	相手をみくだす					
4	周囲の人にうまく合わせていく					
5	伝統を大切にする					
6	相手の長所によく気がつき，ほめてやる					
7	相手の言うことをすぐ信じる					
8	現実をよくみて判断する					
9	感情をすぐ顔にあらわす					
10	批判的にモノを見る					
11	遠慮深く，消極的である					
12	思いやりの気持ちが強い					
13	イヤなことは理屈をつけて後まわしにする					
14	責任感を大切にする					
15	相手の顔を見ながら話す					
16	不平不満がたくさんある					
17	人の世話をよくする					
18	相手の顔色をうかがう					
19	「なぜ」「どのように」という言い方をする					
20	道徳的である					
21	物事の判断が正確である					
22	「わあ」「へえ」などと驚きをあらわす					
23	相手の失敗や欠点にきびしい					
24	料理，洗濯，掃除などを積極的にする					
25	思っていることを口に出せないたちである					
26	上手に言い訳をする					
27	「……すべきだ」というような言い方をする					
28	じっとおとなしくしているのが苦手である					
29	規則をきびしくまもる					
30	わりあい人あつかいがうまい					
31	相手に喜んでもらえるよう努力する					
32	言いたいことを遠慮なく言う					
33	いろいろな情報（事情）を集めてよく考える					
34	わがままである					
35	「すみません」「ごめんなさい」を言う					
36	自分の感情をまじえないで判断する					
37	好奇心が強い					
38	まわりを気にしない					
39	理想をもとめていく					
40	実行する前にしっかり計画をたてる					
41	会話では感情的にならない					
42	困っている人をみたらなぐさめる					
43	奉仕活動では人のさきにたって働く					
44	意見を強くはっきり主張する					
45	理屈よりも直感で決める					
46	融通（ゆうづう）がきく					
47	欲しいものはあくまで欲しがる					
48	相手の失敗をすなおに許してやる					
49	誰とでもよく話す					
50	たのまれたらイヤとは言えない					
	合　　　　計					

自己改造トレーニングのポイント

CPを上げる	NPを上げる	Aを上げる	FCを上げる	ACを上げる
・「私は～と思う」と言う ・決めたことは最後までやる ・「まだまだ努力不足だ」と言い聞かせる ・部下や子供の間違いをその場で注意する ・約束を守る ・遅刻をしない ・自分で決める ・好き嫌いをはっきり言う	・他人に関心を寄せる ・相手の長所を見つけほめる ・相手の気持ちを理解する ・自分から先に挨拶する ・弱者の面倒を見てあげる ・他人の役に立とうと思う ・世話役をする ・犬や猫を飼う ・草花を育てる	・物事を分析的に見る ・言いたい事を文章に書く ・日記をつける ・相手の話を再確認する ・新聞の社説を読む ・計画を立てる ・「なぜだろう」と考えて、自分で調べる ・他の人はどうするか考える	・何か打ち込める趣味をもつ ・絵や音楽など芸術を楽しむ ・積極的に遊ぶ ・自分からすすんで仲間に入る ・子供と遊ぶ ・童話や推理小説、SF等を読む ・冗談を言って人を笑わせる ・運動をする	・相手を立てる ・人の話を聞く ・相手の気を害しないよう配慮する ・相手の顔色を読む ・「すみません」「ご免なさい」をよく使う ・部下や子供の言う事に従う ・批判せずに、言われた通り行動する

三段腹のおっかさん　ぶつぶつ言うなおとっつぁん

三段腹のおっかさん
街に出かけるその時は
ガチョウに乗って空をとび
特別上等のべべを着て
かかとの高い靴はいて
ザーマス言葉でショッピング
腹で笑って釣銭わたす

お客様ですどなたでも
わたしゃ売りますビジネスだもの
そういう気持ちも知らないで
いい気でザーマスおっかさん

「ナイロン靴下たるんでる！」
言われて、はっとおどろいて
己の脚をさすりつつ
私しゃ靴下はいてない
余計におかしや漫画だよ
あわてちゃいかん　おっかさん

心をみがけ腹へらせ
首にかけるなメガネをば
心にかけよ気にかけよ
他人(ひと)のふりみて　わがふりなおせ
化粧も自由にいいけれど
家族や他人に恐怖感
与えていないか考えよ
ひとりじゃないぞ世の中は

自分の顔みて考えよう

ぶつぶつ言うな！　おとっつぁん
あなたが選んだおっかさん
男じゃないか　おとっつぁん
悟れないなら諦めなさい
どちらもできんと甘えるな
夫婦げんかは犬も喰わん
解っちゃいるけど止められん
ツモリや惰性で生きつづけ
ボヤッとしてたらアカンでよ

ボケの老人、私は仏
花も線香もいらんけど
建前よりも本音で生きたい

私も自由や愛情が欲しい！
小遣い欲しい養うてくれ！
こんなことは正気じゃいえぬ
だからボケなきゃ仕方ない

置き忘れ　言い忘れ　ど忘れ　仕忘れ　何もかも　忘れ忘れ
のボケになり、
くどくなる　気短になる　愚痴っぽくなる　思いつくことみ
な古くなる
聞きたがる　死にとむたがる　淋しがる　出しゃばりたがる
世話やきたがる
達者自慢に人をあなどる
シワがよる　黒子ができる　背が縮む
手は震え　足は引きずり歯は抜ける　耳はきこえず眼は疎

くなる
身にあうのは、頭巾・襟巻・杖・眼鏡、
湯たんぽ・温石（おんじゃく）・しびん・孫の手

こんなことは、まったく関係ない長寿者も増えています。あなたの頭は考える力の宝庫です。あなたの体は上手に使えば、百〜百二十五年間はもちます。一九八三年に体内モルヒネが発見され、そのことが医学的にも証明されました。麻酔薬や癌の治療法なども驚くほど進歩している病院が増えています。しかし人間の体は下手に使えば、三十代でスタミナが落ち、四十代では、立ったり坐ったりする時に、ヨイショ、ドッコイショ！　のかけ声がかかるようになり、五十代では、二人に一人が病人になります。

4 生活の中のボケ（認知症）防止法

その⑴

① 頭・耳・口・手・足を使う

本を読んだり考えたり、講演・音楽を聴いたりテレビを観る。ピアノの練習、あみもの、ぬいもの、体操や散歩をする人はボケにくい人です。

② 多くの種類の食物を規則的に食べる

特に人参・大根・豆腐・パセリ・しその葉・小松菜・ほうれん草・キャベツなど植物性カルシウムを多く摂る。血中カルシュームは心臓を動かしイライラを静めます。

その⑵

① 規則正しい生活で、心に張りを！

② チャレンジ精神

③　夫婦仲良く、環境はあまり変えない
④　自分・相手・家族・近隣の愛情を大切に
⑤　副作用の強い薬は使わない

その(3)

東北大学未来科学技術共同研究センターで、高齢者二六五人を五年間追跡調査した結果声を出して新聞を読む、ソロバンで計算する、手紙や詩を書くことが惚け防止に役立つことが証明されました。

5　女性が強い五ツの理由

――だから女は強い――

暮れの忘年会に何回出席しても、不愉快だったことや損をしたことを忘れない人ほど老化に加速がつきます。男も女も性格のタイプは、大別して四種類あるので一概にはいえませんが、昔の恋人よりも現在の連れ合いの方がましな場合、過去のことは忘れやすい女性(ひと)が多いようです。

インド以外の国では、すべての国の女性が男性よりも長生きしています。勿論、日本でも百歳以上の長寿者の八一パーセントは女性で、四十七都道府県例外はありません。女性は子どもを一人産むたびに強くなると言われますが、まったくその通りで四十五歳をすぎるころから心身の強さは顕著になります。

①女性は、不安・孤独に耐える力が強い。六十五歳すぎて妻に先立たれた男性は、三年以内に七〇パーセントが奥さんの後を追ってあの世へ行きますが、その逆はありません。四十年前に人間が初めて宇宙ロケットを打ち上げたときに実験用に乗せた犬も猿もメスでした。二十年前の八月、オスタカ山に墜落した日航機で生き残った四人は全員女性でした。冬山で遭難事故があった場合の生存者も圧倒的に女性が多いのです。天明の大飢饉の死者の三分の二は男性でした。

②男は全血液の三分の一を一時に失うとショック状態で意識不明になりますが、女性

は二分の一まで耐えることができます。そして、輸血による再生力も女性が断然強いことも分かっています。

③女性は痛みに強い。苦しいことにも我慢強い。男は小さい腎結石や胆石にも悲鳴をあげて半日も辛抱できませんが、女性は一〜二日の陣痛・激痛にも耐えることができます。否、お産の前およそ十カ月も不自由と身重に耐えて働くことができるのですから、敬服を通りこして怖いくらいです。

④女性は、話の内容を聞かなくても男性の話のトーンでホントかウソかを見抜く力があります。

永年、男性と同じ物を食べて生活を共にしていても平均七年以上は長生きできます。文化や地域、時代に関係なく女性が長生きしています。

⑤女性の脳は平均して男性より約一〇〇グラムほど軽いのですが、右脳（音楽脳）と左脳（計算脳）が同時に働きやすいシステムになっています。だから右脳でホロホロと泣きながら同時に左脳で慰謝料を計算できます。男性にはそんな器用なことはできません。

私は二十四年間女子大学に勤めていたので、よく卒業生の結婚式に呼ばれます。娘の結婚式までにそれなりの覚悟ができてるはずなのに、当日、ウロウロしたり、涙を流して声をつまらせるのは父親で、隣に立ってる母親はニコニコしたり毅然としてる方がほとんどです。

家計だけでなく、会社の管理職や地域の危機管理は強くて聡明な女性に任せた方がよいようです。もう今はそんな時代に突入しています。

今、日本中の地方自治体で進められている男女共同参画事業も子育て支援も更に加速させる必要があります。

議員の努力不足と非力さはひどいものですが市民一人ひとりの意識と判断力も高めなければなりません。

3章 ヒトの身体と心の変化、幸せとは何なのか

1　使わなければ銭は貯まるが体は錆びつく

一日一日が長くて、今年も長かったと思うのが少年で、今日もいつの間にかすぎて、今年もアッという間にすぎたと感じるのが働き盛り、一日一日は長いけど一年はだんだん早く短いように思うのが老人だといわれます。

師走になって、今年も早くすぎたと感じている人は、仕事も体調も並み以上で幸せな方です。

・今までは、人のことだと思いきに　おれが死ぬとは、こいつたまらん！

人達です。の実感を強くしている人達は、仕事と責任と体重だけが増えて健康を損なおうとしている

十代は体も考え方にも弾力性があり、無理がききます。二十代は、曜日に関係なく残業や飲食に時間が使えます。

ところが四十代になると、スタミナが落ちて体力の限界に気がつきます。家のローンや子どもの教育にお金がかかる四十代は老眼鏡も必要になります。

女性は、女の一生で避けては通れない更年期障害というトンネルにさしかかり、明日の天気が体の感じで解るようになります。物忘れ、つまずき、けつまずき、いらだつことが多くなり〝心のバランス〟も崩れやすくなります。

毎日の仕事をするために使っているあなたの筋肉は、体全体の筋肉の三分の一くらいですが、それでいて、来客・上司・知人・友人や家族に〝気〟を使っていますから、ホルモン異常、肩こりや耳鳴りが発症したり、胃・十二指腸のぐあいが悪くなり自律神経失調症になる人が増えています。

2　体は骨からやせ、人間は心からやせる

受精卵が細胞分裂をくりかえすスピードはジェット機に譬(たと)えられますが、お母さんの体内における赤ちゃんの発育発達のスピードには驚くばかりです。

妊娠後二カ月目には体重四グラムしかなかったものが四カ月では一二〇グラムになり、およそ十カ月では、体重三〇〇〇グラム、身長五〇センチメートル、心臓四〇グラム、脳重四〇〇グラム、眼球八グラムになって生まれてきます。およそ六〇兆の細胞でできている人体は、だいたい十四~十七歳で成長の頂点に達します。

蝿は七十六日間で死に、ネズミは三年間生き、熊や鹿は三十年が平均寿命といわれます。牛は三十年しか生きませんが、同じ草食動物である象は一分間の心拍数が二〇回くらいで人間よりも骨が丈夫で長生きします。

鳩や鶴は五十年生き、錦蛇は六十年、亀は八十年が平均寿命です。

人間も、かつて二千年前は十八歳が平均寿命でしたが、千五百年前には二十二歳になり

今から六十年前には、日本人の寿命が男四十七歳、女四十九歳になりました。日本人だけ、しかも、最近の六十年で、およそ三十年も平均寿命が伸びたのは、世界中他に例がありません。これは日本の奇跡というほかありません。

しかし、その日本人も病・老・死から逃れることはできず、成長したものは必ず衰えて、いずれは、必ず死を迎えます。

やせる原因は、食物摂取量の減少、栄養の消化・吸収障害、物質代謝の亢進、出血・火傷・手術などによって栄養素が体外に喪失される場合などが考えられます。

この他に加齢もやせる要因ですが、人体がやせる場合は骨からやせるといわれます。血液中のカルシウムは心筋を動かしていますから、恒常性を保っている血中カルシウムが一デシリットル当り九～一〇ミリグラム（㎎／dℓ）より高くなると病気になり、原発性副甲状腺機能亢進症になります。

血中のカルシウムが少なくなると心臓が止ったり意識がなくなるので骨や歯をとかすことになります。

副甲状腺ホルモンが血中カルシウムの量を調節しており厳密に恒常性を保っているとい

われます。骨がやせると骨に〝鬆(す)〟が入って骨粗鬆症になります。

〝忙しい！〟を連発する人は、自分で己の心を亡ぼしている人ですが、働き中毒も心がやせて滅びてしまいます。不安・心配・葛藤は心を鍛えるのに役立ちますが、悲しみ、物欲、怨念、虚栄心などは、脳波βとノルアドレナリンの源になり心がやせさせます。

一笑一若一怒一老といわれるように、怒ったり、あの人は私の悪口をいってるからといいながら他人のかげ口をいう人も、心がやせている人です。

おいしいものがいただける楽しみ、親しい人に逢えた喜び、苦労や努力の結果えた成功の歓び、子どもの成長、親切な看護師さんの思いやり、慈しみや感激は心を強く育みます。

3　後ろに柱、前に膳、両手に男（女）、懐中(ふところ)に銭、肝心なことを忘れている

これまで人の幸せとは、「後ろに柱、前に膳、両手に異性、懐中(ふところ)に銭」といっていまし

た。これは、社会的な地位や権力があり、いつでもおいしい御馳走を食べて、セックスや異性との交遊を楽しみ、存分の財産があることを意味していました。

「君達は、世界中を探しまわって、私のために不老長寿の薬をみっけてこい」と命じた秦の始皇帝も、「軍資金はいくらでも私が出しますから航海術をマスターしているあなたが思うような船を建造して世界中をまわり、私の美貌がおとろえないような薬を探してきてください！」とコロンブスに命じたスペインのイザベラ女王も、ナポレオンも、人間の幸福の条件としては最も基本的かつ大切なことを忘れていたようです。

日本では、六十年前まで人生わずか五十年だったものが、今では人生九十年時代を迎えようとしています。

しかし、その間、下手に暮せば四十代までに体をこわし、五十代では二人に一人が病気になり、六十代では三人に二人が異常や病気になります。たとえ長命であったとしても薬漬やオムツをはめて寝たきり老人になっては、幸せの根底と家族の生活が崩れてしまいます。

健常者からみると体が不自由と思われる人でも感謝の気持ちで、自分の力を発揮できる方が幸せな人といえましょう。

地位・お金・知恵は使い方によっては大迷惑になります。健康・体力・生きざまの美しさがあなたと皆さんを幸せにします。

4章 一世紀を元気で生きた人びと

1 健康・体力の考え方と生活を支える要素

編物と散歩が好きだった天野タマさん（九十六歳まで働いた元文相　天野貞祐氏の妻、百歳）、酒好きの働き者で百歳になっても茅ヶ崎市から横浜市まで毎月ひとりで観音さん参りに出かけた高石作太郎さん（百一歳）、今なお元気なお医者さんの奥野太一郎さん（百一歳）、二十九歳で喘息になって以来、七十年間喘息とつきあいながら医者として研究を続けられた竹田正決博士（百三歳）、古文書の解読と後輩の指導を続けている小林清治さん

（百三歳）、美人で働き者、八十歳の時に二週間以上も意識不明になるほどの重病を克服して以来、百八歳まで元気だった神戸の坂上モトさん、六十歳すぎて始めた編物で、二〇〇〇点余りの作品を作り、家族や友人にその全部を贈った田原さきさん（百四歳）、初対面なのに、「そんなに若いのにあなたは結婚しているの？」とジョークがいえる鹿児島の早水ツルさん（百八歳）、三十九歳の時に十四歳年下の青年を婿養子に迎え一生働き貫いた教育熱心の津川イネさん（百十一歳）、早寝早起きが大好きで、酒・タバコは一切たしなまず、一生に一回しか医者にかからなかった中村重兵衛さん（百十六歳）、早寝遅起きと間食が好きで、毎日お酒をたしなんだ未婚の母の森本いとさん（百十六歳）、きな粉餅とインスタントラーメンが好きだった熊本の梅田ミトさん（百十二歳）、若い時から毎日十一時間以上の重労働に耐えて、八十歳まで仕事を続けた河本にわさん（百十二歳）、ほとんど毎日清酒一合を飲み続けた嶋田ハルノさん（百十歳）、歌と踊りと芋類が大好きだった杉本タキさん（百九歳）、朗らかだったが強情だった美人の西田ハルノさん（百四歳）、四十歳で盲腸手術、白米が大好きだったが海草と野菜をよく食べた富田栄作さん（百四歳）、兄弟姉妹は皆な二十歳代で死んだが、私と娘だけが達者とおっしゃる原田チモさん（百五歳）、満百歳記念に京都・奈良・伊勢から札幌まで旅行してきた赤城タガさん（百二歳）、娘も息子もいるが、百一歳になっても「独り暮しが一番よか」といいきる井上スナさん、大阪高等技術研修所長として、毎晩九時まで働いた九十二歳の中野益利教授、名古屋のきんさんぎんさんは姉妹二人で二百十二歳だけど、私達は姉弟三人で二百八十五歳ですからとおっしゃる元気な森脇のぶさん（百八歳）、毎日、屈伸体操とバナナと梅干を欠かさない藤村ヨネさん（百歳）、長寿の秘訣は、毎日の規則正しい生活と好き嫌いのない食事とおっしゃる中村たつさん（百五歳）、一家の中心で、ワンウーマンぶりを発揮してきた大槻のぶさん（百三歳）、陽気な性格の岡本しづさん（百二歳）、若いころから働き者で、九十歳をすぎても畑仕事に精出した北川はなさん（百二歳）、おとなしい性格で静かな毎日を送っている和田こまつさん（百歳）、平成四年六月十六日百十四歳で老衰死した白浜ワカさん、百歳の名弁護士で元神戸市長の中井一夫さん、婦人の地位向上に活躍された大山ラクさん、定年は第二の人生の出発点と思って英語の勉強に励み八十二歳で国連英検A級に合格、八十四歳で米国ダグラス大学へ留学された竹内英夫さん、古きを模せず新を追わず、ただひたすらに土をこねて土鈴をつくっている川西誠治さん、十七回も大手術を受けたが三十歳で完全に失明、体の激痛と不自由さと冷たい世見や不幸に耐えて四十八年余り今なお命がけで歌をつくり続けている小谷たまゑさんなど等、高齢長寿で人生を全うしている人びとは挙げればきりがありません。

一方、外国では、百歳の時に婦女暴行強姦罪に問われ、二十年間も刑務所暮しの後、百二十一歳で子どもをつくったといわれる英国のトーマス・パーさん、旧ソ連のアゼルバイジャン共和国で百六十二歳まで生きたという、チラリ・ムスモリフさん、デンマークの船乗りで百五十四歳まで生きたという、クリスチャン・ヤコブセン・ブルーゲン・ドルグさん、満百歳で道路工夫の現役として働いているアフリカのバシル・マホメット・シャーさん等のことを調べるためにロシア、フィンランド、イギリス、デンマーク、ドイツ、ハンガリー、エジプト、アフリカ、中国、ニュージーランドなど十八カ国を訪問しましたが、世界の長寿者の中には、生年月日の信憑性の低い人達が多いので、私はこんな人達を〝伝説的長寿者〟と呼ぶことにしています。

この他に中南米のビルカバンバやアジアのフンザ王国、地中海沿岸など長寿地域といわれているところがありますが、日本ほど戸籍が明確なところはありません。

図表４－１　健康と体力を支える要素

▶健康と体力の考え方◀

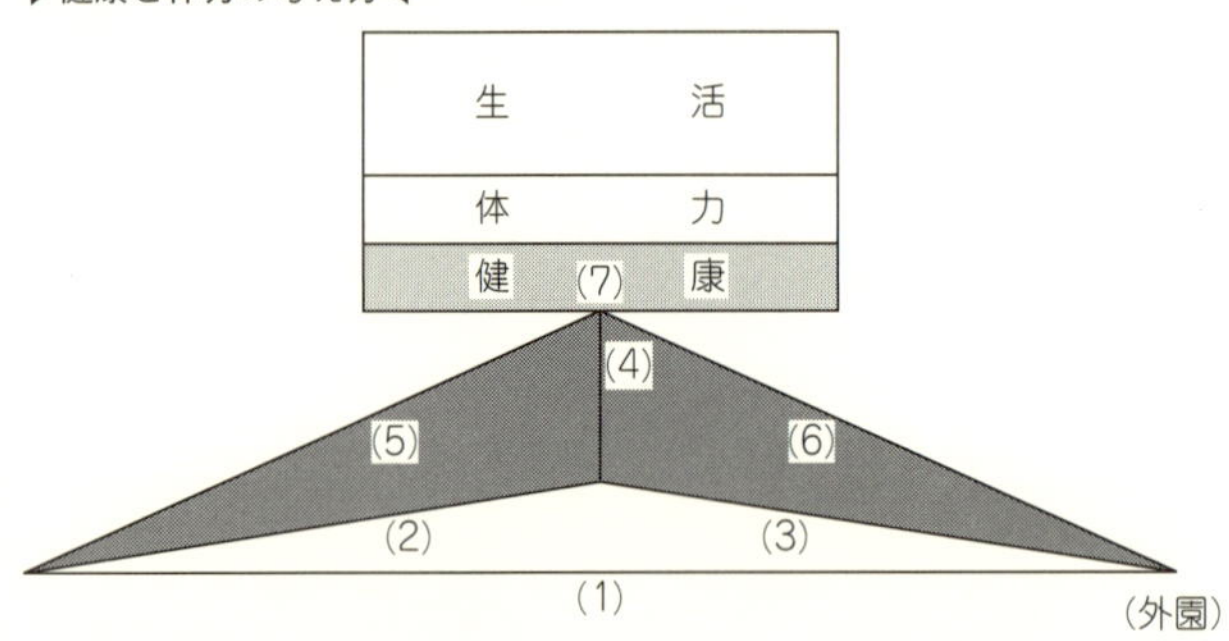

▶健康・体力を支える要素◀

(1)　美しい空気（盆・正月の3日間は大阪も美しい）
(2)　清き水（日本の水は世界一）
(3)　必要にして十分な太陽（日本は心配ない）
(4)　良質の睡眠（夢もみないねむり）
(5)　バランスのとれた栄養（アルカリと酸性のバランス）
(6)　適度な運動（年齢・性・職業に適したもの）
(7)　情緒の安定（急ぐな・あせるな・心配するな・注意せよ）

健康……朝からニコニコ笑えること、朝から歌える人はより健康。

体力……病気にならない力、もし病気になってもすぐ回復する力（防衛の体力）、より速く、より高く、より遠くへ動くことのできる力。
※大事なのは、健康も体力も〃バランス〃である。

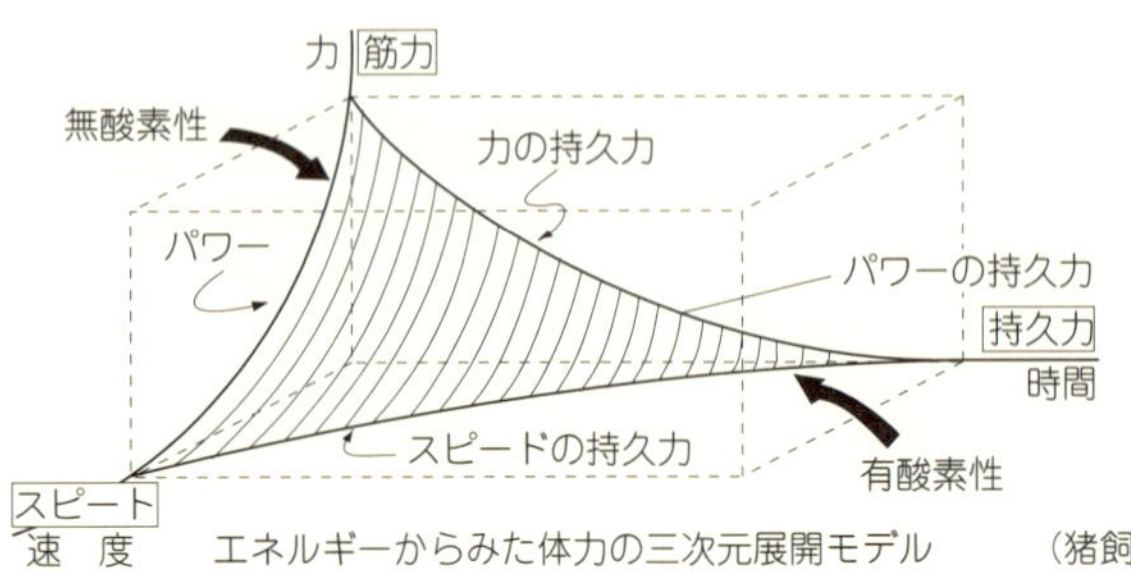

エネルギーからみた体力の三次元展開モデル　　（猪飼）

このように日本国内外の長寿者の暮しや好みは、千差万別で様々です。しかし、この中で少なくとも前頁図表4-1で示している七つの条件とその関係は、長寿者のほとんどが必要としていた条件で、私はこれを元気で長生きするための最低必須条件と呼んでいます。

2　長寿は楽しい百歳の証言
——五十～六十は花なら蕾、七十～八十は働き盛り——

この本に出てくる多くの人達のように達者で一世紀を生きることができれば、「五十～六十は花なら蕾、七十～八十が働き盛り、九十になって迎えがきたら、十年早いと追い返せ、百になって迎えがきたら、ぼつぼつ行くから慌てるなというとけ」です。

世界の医学者や生物学者のこれまでの研究によりますと、哺乳動物である人間の寿命は成長期間（化骨終了までの期間又は脳細胞が発育し続ける期間）の五倍というのが定説です。

日本の女性は中学校二年生（十四歳）で身長の伸びはほぼ止まりますが、女の人は幅育といい、二十五歳までは骨盤が大きくなりますので、女性の化骨終了の時期は二十五歳です。日本の男性は高校二年生（十七歳）で平均身長一七〇センチメートル以上になりますが、二十歳までは少しずつ伸び続けますから、男性の化骨終了は二十歳といえます。したがって日本人は、女性＝25×5＝125歳、男性＝20×5＝100歳が本来の寿命というわけですから、私達は現在でもまだ二十二〜四十年も無駄にしていることになります。

世界中には、エチオピアやアフガニスタンのように未だに平均寿命が三十九〜四十二歳のところもありますが、女性（五十二・一歳）の寿命が男性（五十二・五歳）より短いのは世界中でインドだけです。

さて、今から日本各地で長寿を楽しんでおられる百歳の証言をお伝えします。

①　喘息発作で七十年、今も論文書いています（百三歳）

明治二十四年三月三日高砂市生まれの竹田正決博士は、大正七年東大医学部卒業後、京大の内科学教室とベルリン大学第三内科（ゴールドシャイダー教授）等で研究を積まれ、五十年間兵庫県職員として公務員生活を送られたお医者さんです。百歳までは毎週四日は電車で診療に出かけておられた現役のお医者。

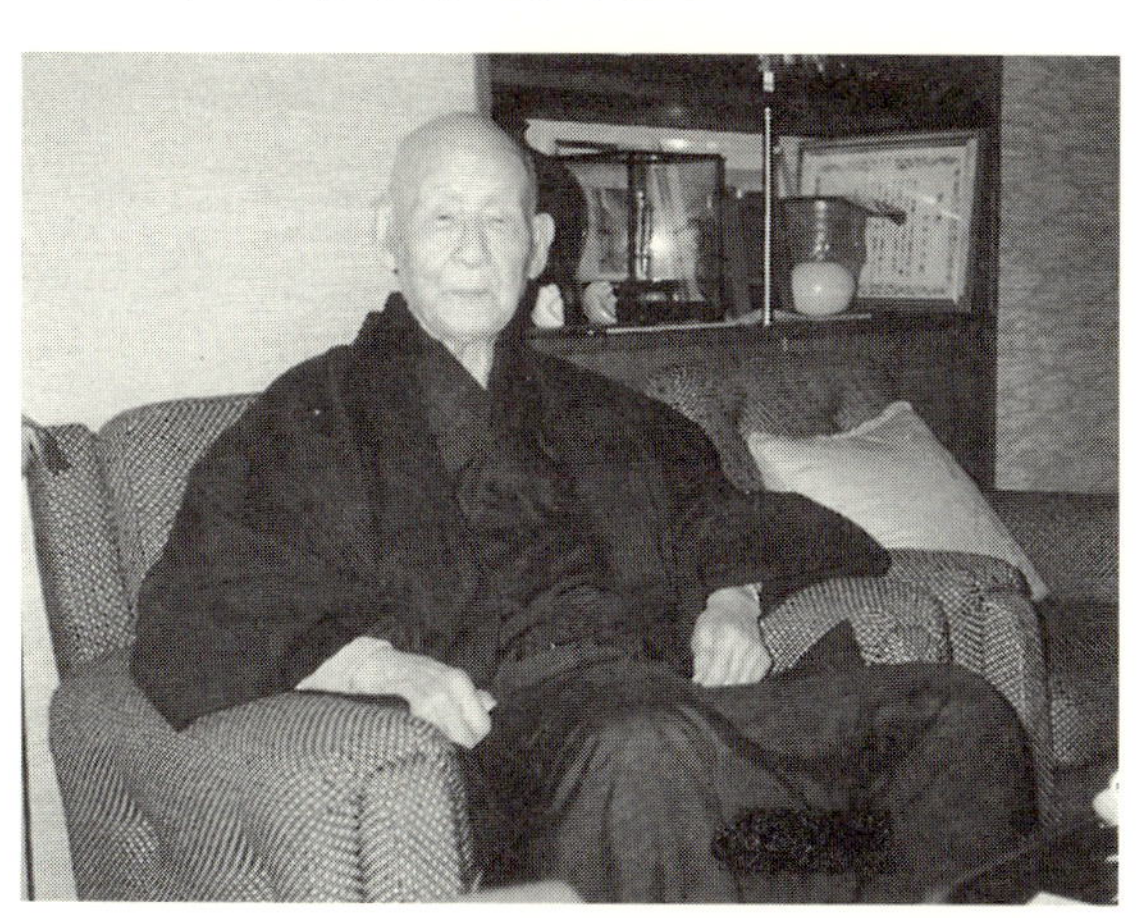

今も元気で論文を書いている竹田正決さん（103歳）

医長二十年、医大教授十二年、県立病院長十八年、計五十年間県民の健康管理と医学教育と研究に貢献され、勲二等瑞宝章を受賞しておられます。

博士の著書や論文、記念誌を拝読していますとその業績の偉大さに圧倒されますが、竹田正決さんが偉いと思うのは、一世紀に及ぶ自己開発の継続の話を伺っていても少しも気どらないお人柄です。

人は誰でも歳はとれますが加齢に伴って円熟する人だけではありません。惰性に流されて生きてるというより死ねないから生きている人、ガンコで怒りっぽくなる人、自己中心的でお邪魔虫になる人も少なくありません。

医者の竹田さんは、二十八～二十九歳の時に気管支喘息になり強い発作にみまわれました。

昭和十六年（五十歳時）一旦は治ったようにみえたものの七年後に強い発作がおきました。以来四十五年間発作のたびにアストセダンやアストモリヂンの注射を打ちながらの診療と研究が続きました。この喘息の発作は最近まで続き大発作の時はアドレナリン、中発作の場合はアストセダン（アストモリヂン）、時としてステロイド剤を連用して仕事を続けておられます。

わが長命の理由、自己管理の名人です。竹田正決（百三歳医師）

(1)　動脈硬化の遅れ――私の人生百三年間を通じて確固としていえることは低血圧に終始したことです。七十歳以後は、一三〇～七〇、七十歳までは、一〇〇～七〇という低血圧でした。四肢、殊に下肢動脈に硬化がおきています。足背動脈の拍動が十数年以前からすでに触れなくなって、登山や急な坂道を平気で登ることはできなくなっていますが、神戸市須磨から姫路や加古川の病院へは電車で通勤しています。

(2)　イカ、タコ、カニ、貝類やエビは食べません。酒、タバコとは無縁で、イチゴ、みかん、オレンジ、スダチ、コーヒー、煎茶、玉露も無縁ですが紅茶はいただきます。牛乳とコーラは緩衝性飲料ですから飲みます。洋菓子は食べませんが和菓子は好物です。中華・洋食の翌日はいつも下痢をしますのでめったに食べません。私は胃酸過多症ですのでこんな食事をしています。

私の食生活は大偏食（飲）です。

(3)　起床六時、朝食七時、昼食十二時、夕食七時、夜は十二時に就寝、これは昔も今も変わりません。

流れ行く　水に差別はなけれども
速さ不同　千差万別

在職中は、むやみやたらとストレスに苦しめられましたが、八十二歳で浪人となってからはストレス漸減、心身とも陽気に浪人生活を謳歌する数年が過ぎた後、今度は無ストレスへの生活が続くようになると、人間は勝手なもので、有重力世界から無重力世界への転落と思われるほどのショックを受けます。どうも生きている限り、適度なストレスはないといけないようです。私は九十五歳位からちょっと記憶力が劣えたように思います。

とおっしゃる竹田博士は百三歳の今も論文を書きながら「体が動く限り医療の最前線に立つ」とおっしゃっています。理性で生きるのもこのくらい徹底すればたいしたものと思われます。

② 下農は雑草をつくり中農は作物をつくるが、上農は土をつくる（九十五歳）

五十九歳の息子（医者）さんを亡くされた竹田正決博士もおっしゃる通り、医者特に開業医は長生きしません。一九九一年九月十五日現在で百歳以上の日本人は、五〇八七人もいるのに、その中に医者が三人しかいないのをみても解ります。

わが国における職業別平均余命は**図表4-2**の通りで医者の平均余命は四十・三二歳です。

東洋全体でいえば医者の平均寿命は三十職業中十三位、体育・スポーツ家は二十三位です。

西洋では、医者が十七位で体育・スポーツ家二十二位、東洋でも西洋でも最も短命なのは王室で平均寿命は五十～五十七歳です。

長寿者の聴き取り調査をして各地を訪ねていますと、汗をかくことをいとわない人に心身ともに健康な人が多く、恥をかく勇気をもっている人に長寿の人が多いようです。人間的価値と寿命と肩書きには関係ありません。

九十五歳で、毎日八時間和船を漕いで魚釣りに出ていた藤原長次郎さん（熊本）は、天気と気分が良い時には、十二時間以上櫓を漕ぐ体力がありました。

図表4－2　日本人の職業別就業者の平均余命

（40歳男性の場合・女性は男性より長命）

職　　種	平均余命
①技能工，採掘・製造・建設作業者および労務作業者	43.78年
②保安職業従事者（自衛官・警察官・消防隊員・ガードマンなど）	42.88年
③事務従事者（一般事務・タイピストなど）	42.52年
④管理的職業従事者（政治家・経営者・部課長など）	42.36年
⑤専門的・技術的職業従事者（弁護士・医師・教員・記者・芸術家など）	40.32年
⑥販売従事者（不動産仲介・保険外交員・店員・セールスマンなど）	40.04年
⑦運輸・通信従事者（運転手・オペレーター・郵便配達など）	40.03年
⑧農林漁業作業者	39.42年
⑨サービス職業従事者（接客業・調理師・旅館主など）	36.41年
⑩無職（職歴は不明）	25.33年

1990年　厚生省人口問題研究所の石川晃室長作成

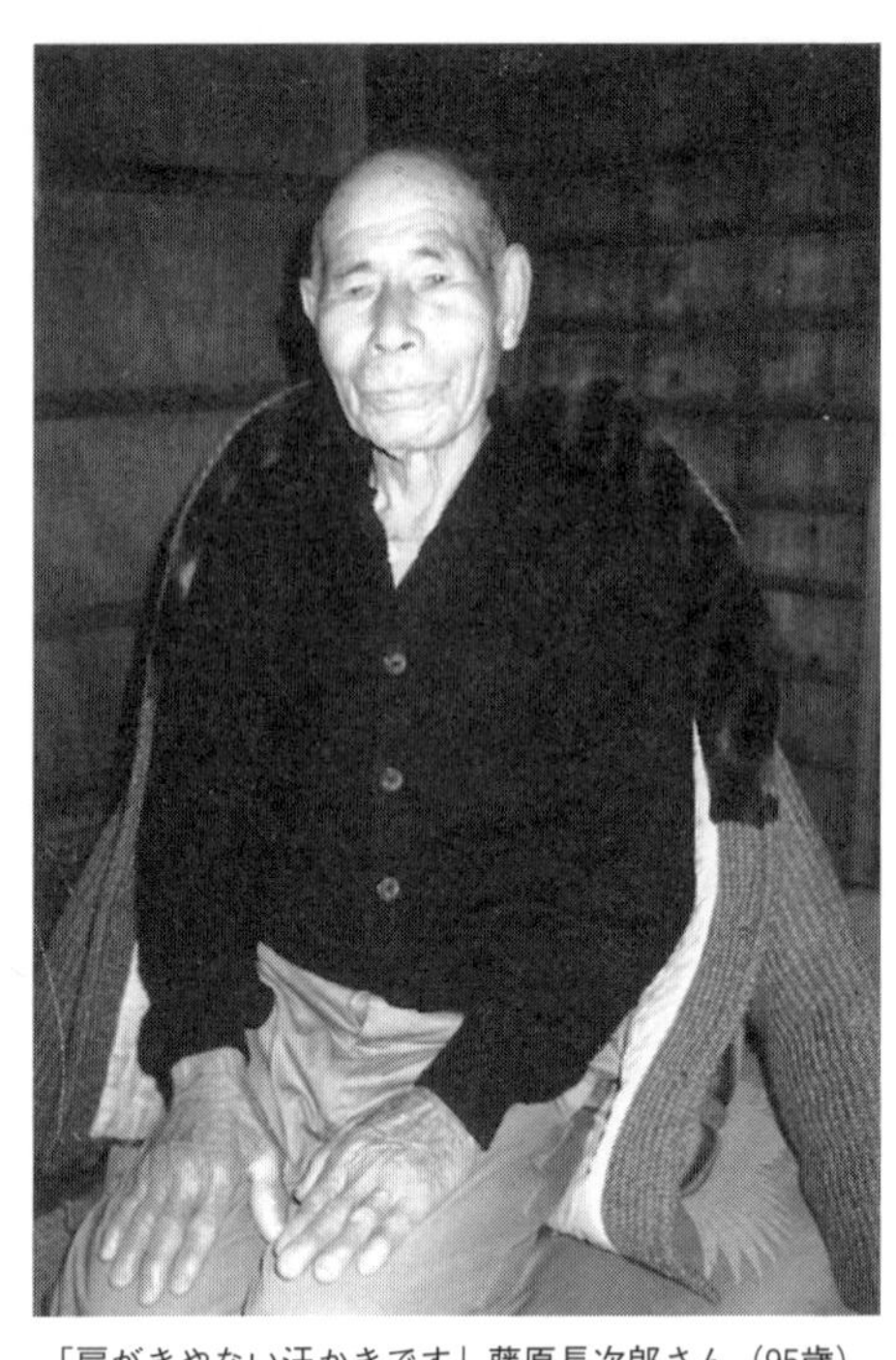

「肩がきやない汗かきです」藤原長次郎さん（95歳）

その長次郎さんは、今でも二十本が自分の歯で魚の干物を食べるのにも不自由しないのです。私が硬いと思うほどのスルメ、炒豆、煎餅も平気です。

筆者「九十五歳で二十本も自分の歯があってこんなに硬いものでも不自由なく食べられるのにびっくりしました。若い時から余程ていねいに歯みがきされたのでしょう？」

長次郎さん「私は家が貧乏だったこともあって、九十一年間一回も歯ブラシも歯みがき粉も使ったことはありまっせん」

筆者「じゃあどうしてそんなに歯が丈夫なんですか、その秘訣を教えてください」

長次郎さん「秘訣かどうか、私は学校出とらんので解らん。大学の先生に失礼ですばってんか、あんたはこんな言葉を知っとりますか」

筆者「どんな言葉ですか」

長次郎さん〝下農は雑草をつくり、中農は作物をつくるが、上農は土をつくる〟

「だから歯を丈夫にしようと思うなら歯ぐきば大事にしなっせ、そのためには、畠や山仕事へ行った時には湧き水を、魚釣りに行った時には海水を食後に口に含み、人さし指で歯ぐきの上下を三〇回ずつ、合計一二〇回こすれば、口に含んだ水が濁って出てきます。それは歯と歯ぐきの間につまった食物のカスか血だから、それらを全部出してやることです。歯ブラシや歯みがき粉は、仕事や旅に出る時は忘れることがあるけれど、人さし指は決して忘れんしお金もかからん」

歯ブラシや歯そう膿ろうとはその後も無縁。九十五歳まで独り暮しで元気で魚釣りを楽しまれた長次郎さんは、一日も病床に伏すことなく、九十五歳で眠るが如くあの世へ旅立っていかれました。極楽往生でした。

③ 肩がきやない汗かきです、絵かきやない恥かきです（百歳）

どこの府県を訪ねても、「私は肩がきはないけど汗かきです、絵かきやないけど恥かきです」とおっしゃる方があります。徳之島の岩井ナデさん（百歳）は、七十歳で膝に水が溜って歩けなくなったのをきっかけに、あ・い・う・え・お・のけいこと絵を書き始めて十年間、坐ったままの生活でしたが、八十歳の時に膝がすっかりよくなって満百歳まで好きな絵を書きつづけておられますが、私は絵かきやない恥かきですと笑っておられました。

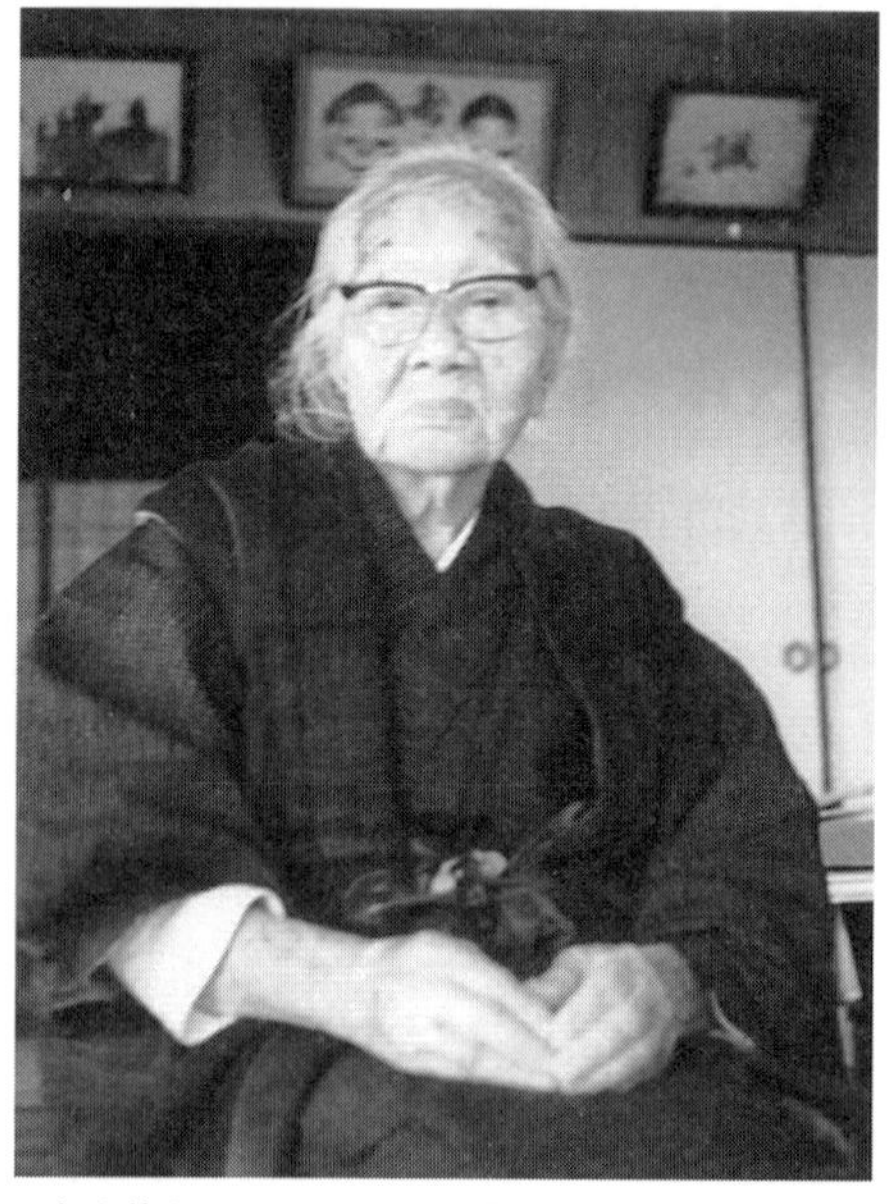

30年も絵をかいていますが，私は絵かきやない恥かきです　岩井ナデさん（100歳）

こんな方は兵庫にもおいでに

なります。明石にお住いの中島みつさん（百二歳）がそうです。

鳥取県生まれの中島みつさんは、三味線と小歌・民謡や旅行がお好きな方ですが、「私は健康だけがとりえで子沢山の恥かきです。歌もあれこれ好きですが上手なものは一つもありません」一〇〇パーセント健康、明るくて上品に歳を重ねておられる中島さんと話していると楽しくなります。花か太陽みたいな存在です。

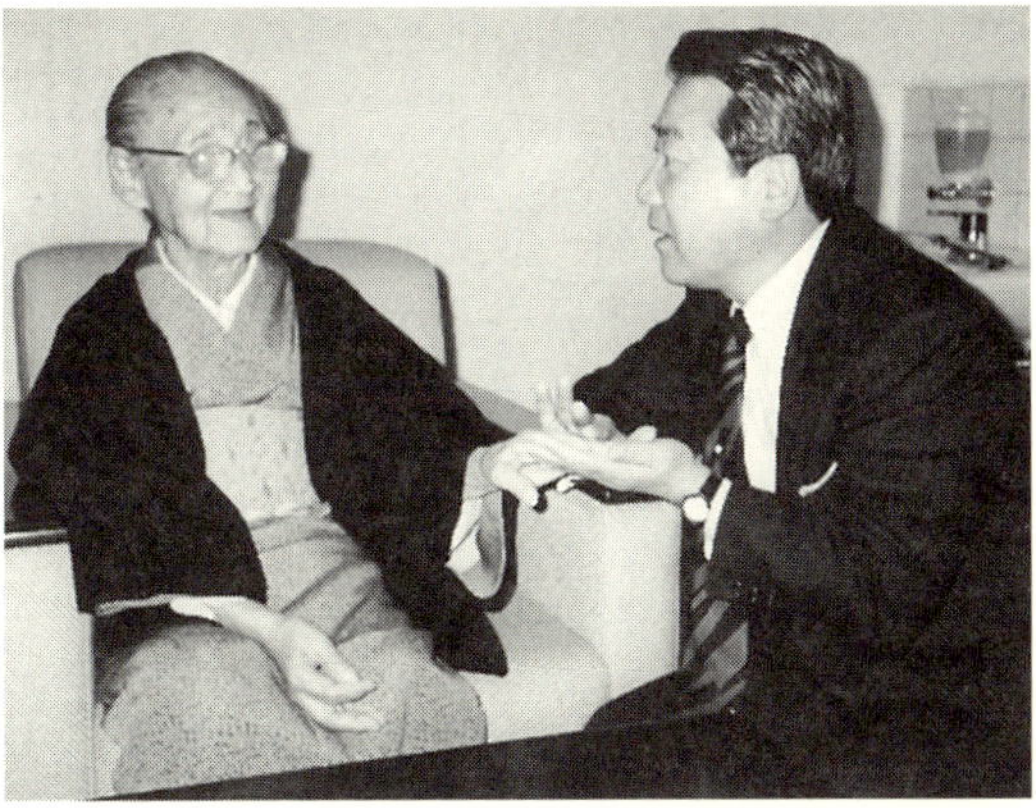

三味線や小歌，民謡や旅行が好きな中島みつさん（102歳）

「ありがたい、ありがたい！　こんな私を訪ねていただいて、ありがたい！」自分を客観的に認知できる間は、自己コントロールも充分です。お祝いの歌まで録音させていただいたおばあちゃんに頭が下がりました。明石市の最長老、佐路ますゑさん（百三歳）は、十歳ごろまでに良い食習慣を身につけておきなさいと強調しておられます。

④ 美しいものは、みんな好き（百十一歳）

――ハンバーグは西洋のボタモチか――

津川イネさん（徳島）の百九歳の誕生日に、初めてお目にかかった時、七十歳ぐらいかと思いました。

徳島県の西南部、県内最高峰の剣山の麓、小屋平村には、美しい穴吹川が流れています。その渓谷美と春の緑、秋の紅葉と美しい空気に恵まれた山村で生まれたイネさんは、九歳で小学校に入学しました。担任の大植（おおえ）先生と一対一、マンツーマンの授業を二年間うけたイネさんは三年生になった時には二学年下の新入生を教える生徒で先生になっていました。

ひとり娘でインテリだったイネさんは気が強いこともあって三十八歳まで独身、三十九歳の時に十四歳下の青年を婿養子に迎えました。

以来、百五歳までは、自宅のあるところから三〇〇メートルも高いところにある畑へ仕事に出かけ、百十歳まで村の公民館へ行くのが楽しみでした。若い時は肉や魚がめったに

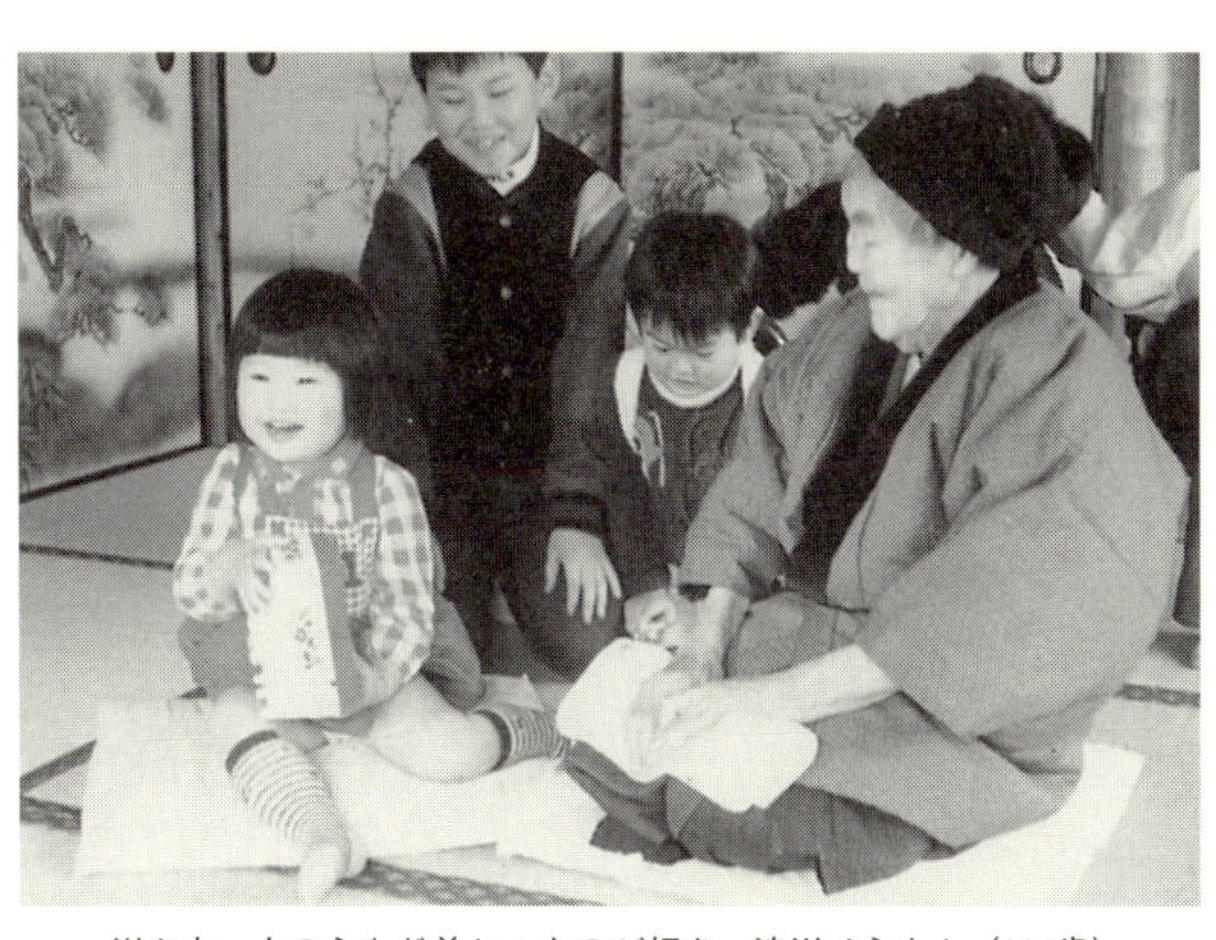

川や山，人の心など美しいものが好き　津川イネさん（111歳）

なかったので菜食中心の食事だったのですが、ここ三十年余りは、野菜・肉・魚など若い人達とまったく同じ食事です。

農業をしながら勉強するのが大好きで、教育の話になると特に力が入っていました。

この前、お孫さんのお嫁さんが、ハンバーグをおばあちゃんに出したら、「これは西洋のボタモチか、これはおいしくて元気が出そうや」とおっしゃったそうです。

好奇心と感謝の気持ちがイネさんの心の栄養になってるようです。川も山も人の心も、美しいものは何でも好きなイネさんは、孫やひ孫だけでなく小さい子どもの来訪が大好きです。

メガネが汚れたり曇ったりしていれば町が暗

くみえます。自分の心がけがれたり歪んだりしていれば、世見が面白くなくなります。子どものように純粋な心、イネさんみたいな美しい心と好奇心は、いつまでも誰でも大切にしたいものです。

⑤ 四年間も乳を飲み、九十年間薬飲み、八十年間働いた（九十四歳）

生まれた時から未熟児で体が弱かった松下幸之助さんは、なんと四年間もお母さんのお乳を飲みました。そして小学校卒業後、大阪電灯会社に勤めた時も薬は手ばなせず、医者には二十歳までは生きられないだろうと言われたほどでした。

親の反対を押し切って、大阪市福島区大開に、二股ソケットの工場を作って以来、松下電器産業の社長、世界のナショナルグループの会長・相談役の時代もずっと、薬を飲み続けながら八十年間仕事に没頭しました。その松下さんは、自分の一生のうちで、最も体調が良かったのは、七十～九十代だったように思うといっています。

九十二歳で倒れて入院生活を送っておられた松下さん曰く、「もし今、僕を七十まで若がえらせてくれる方があったら、僕の財産はすべてその人に差し上げてもいい、僕が今なによりも欲しいと思うのは七十の若さと健康です」今八十歳でも九十歳でも、自分で歩いてトイレへ行けて、自分で服の着替えができる人は、その若さや健康をもしもお金に替えるとすれば、一兆円以上の財産をもっていることになります。

そのことに気がつくか否か、健康は地道な自分の努力によって確保されるものであって天から与えられるものではありません。自分の健康法を自分で実践しなければなりません。

⑥ 父母は早死に、私は、今百二歳

――六十歳から普通の健康になりました――

十五歳の時に二十八歳の松尾さん宅へお嫁入りした、うねさんは三十九歳までに八人の子どもをもうけました。

若いころは御主人がひとりで農業をしたり他家の仕事を手伝ったりしておられたので、うねさんは専業主婦でした。

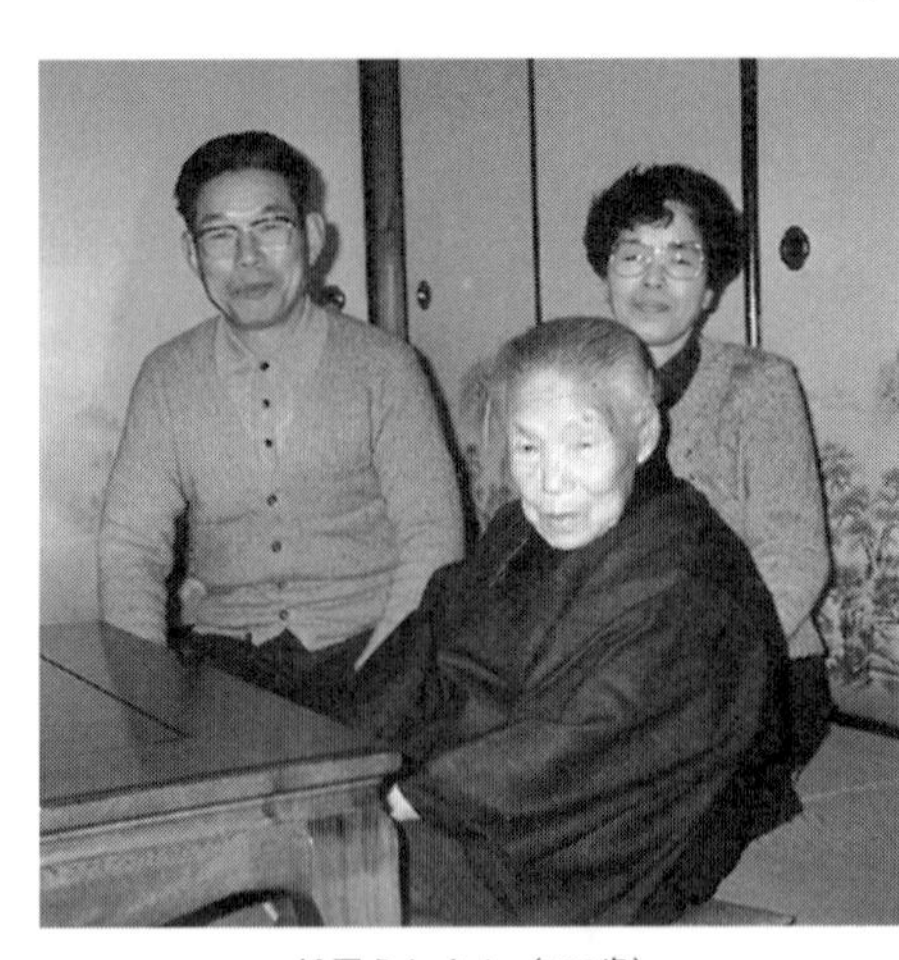

松尾うねさん（102歳）
息子の栄次さんとお嫁さんのみよ子さんと

出産・子育ての間は、胃腸が悪くて病弱だったうねさんは、四十歳すぎて農業を手伝うようになってから少し体調がよくなりました。今、松尾家を継いでおられる栄次（七番目の子ども）さんの奥さん（みよ子さん）が、嫁いでこられたころ、うねさんはよく胃腸をこわしておられたそうです。ところが六十歳ごろから徐々に元気になって普通の健康状態になったと思っておられたら、今から十五年ほど前、ひ孫が生まれたころからすっかり達者になって百二歳の今も大変元気です。

息子の栄次さんによりますと、「母は若い時には、夏は夏まけ冬は風邪、春秋は胃腸をこわして体が弱かったので、姉達（現在八十三歳と八十歳）が下の子を育てたように思います」

牛肉とコーヒーが大好物、特に牛肉は三度三度でもよく、動くことも好きです。酒やタバコはのみませんが、甘いものが好きで、おやつは三日分ずつ買っておいて、よく食べておられます。背中の肉付きは昔より現在の方がよいと、親切にお世話しておられるみよ子さんが、おっしゃっています。

早寝遅起きで、普段はお昼ごろまで、寝ておられるそうです。

うねさんの御両親は六十五歳と七十歳で亡くなっておられます。

性格は、きつい方でしたが、今はおとなしく、テレビ、朝寝坊、二人の娘さんの来訪と近所での散歩を楽しんでおられます。

九十歳の時、骨折された時も、家で養生とリハビリをされたそうで、アリナミンが腰によく効いたといっておられますが、息子さんとお嫁さんの愛情と毎日のお世話が、百二歳のうねさんを支えています。

「子どもを育てることだけが楽しみでした」百歳すぎたら生きていると同時に生かされていると思われます。うねさんの考え方とお気持が百倍になって、御自分に返ってきているようでした。

⑦ タクシーとばして神戸へ行きます（百四歳）

神戸生まれで神戸育ちの丸田志づさん（百四歳）は、御主人と一緒に神戸で呉服屋と質屋を営んでおられました。

「百歳まで生きたいとも思わなかったし、生きられるとも思わなかったけれど、いつの間にか百歳をこして百四歳になっていました。

私の人生、百年余りで、最も嬉しかったことは、子どもが大学へ入学した時と大会社の取締役になった時です」

志づさんは、子どもの成長に夢を託し、最高学府を出た子ども達にすべてをかけておられたようです。

長女が喉頭結核で死んだので、他の子どものことが心配で眠れない日もありました。東京の江戸川や伊丹に住んでる息子達と逢うのが楽しみですが、ままなりません。

性格や生活態度も几帳面で、子どもや他人に迷惑や心配をかけないようにと一生懸命に生きておられるおばあちゃんですが、ときどき気持ちが爆発するのか、「空気が私をおそう、火が床から出てくるから高い所へ行きたい、息子が高層マンションに住んでいるので高い所へ行きたい！」といって屋根にのぼったりすることがあるそうです。

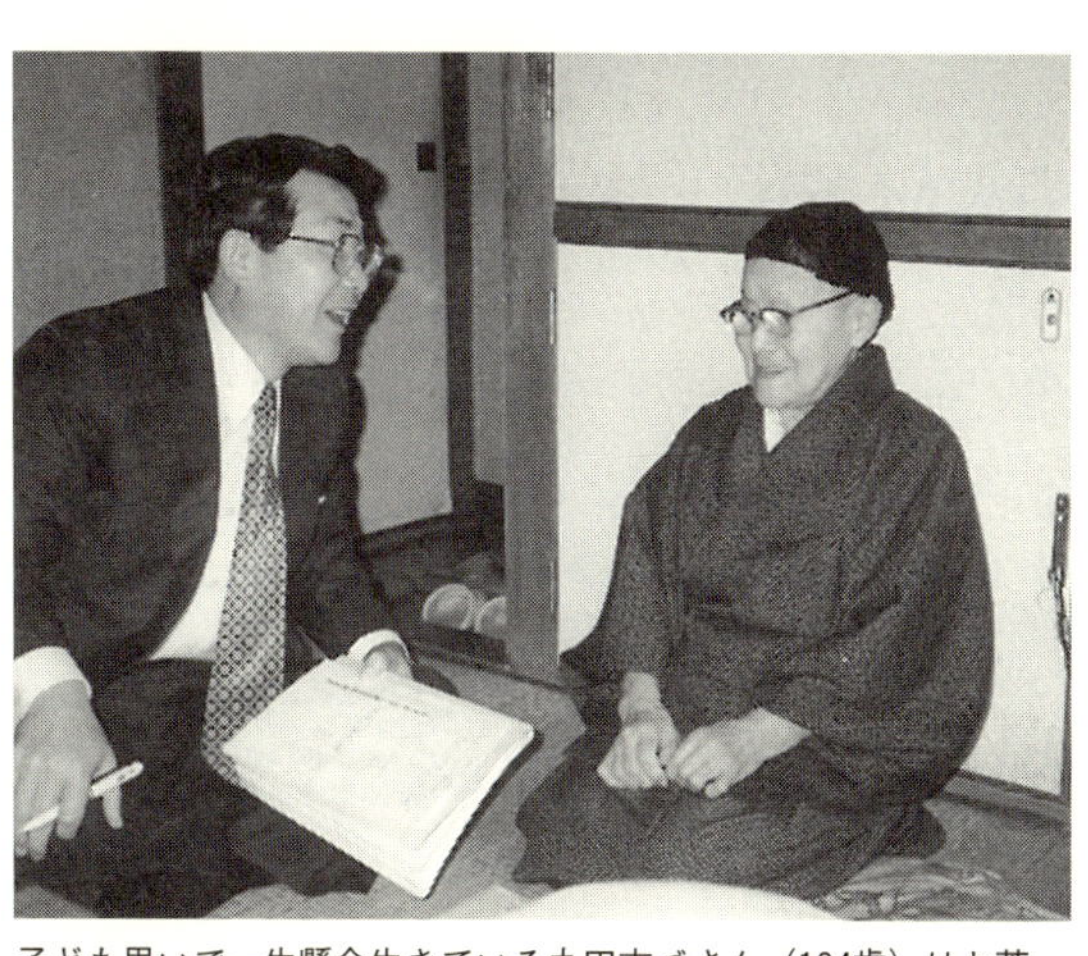

子ども思いで一生懸命生きている丸田志づさん（104歳）はお茶，お花が大好き

志づおばあちゃんに話を伺っていると、「茶わんむし、おさしみ、日本料理、コーヒー、ミルク、野菜が好きで、お茶は静岡からとりよせたものしか飲みません。ミルクは自家製のものです」と気持ちよく、はきはきと答えていただきますが、時には寮母さんにも黙って、宍粟郡山崎町から神戸や大阪までタクシーをとばして出かけられるそうです。

市街地にはいると、田舎の運転手さんより神戸や大阪の運転手さんの方が地理に詳しいからといって、タクシーを乗りかえて目的地へ向われるそうです。

お茶・お花が大好きで、「体は百四歳の今もどこも悪いところはない、不自由もない」とおっしゃるおばあちゃんには、ある種の淋しさと不憫さが感じられますが、かえってそのことが気持ちの張りと生きる力のバネになっているのかなあと思われました。

雪の竹　たたくも慈悲のひとつなり
世の中に　人の恩をば恩として
わがする恩を恩と思うな

⑧　こんちくしょう！　で百八年

——どっこいしょで九十五年・独り住まいの百一歳——

神戸市楠木町生まれの坂上モトさん（百八歳）は、若い時の苦労、野草の青汁、手づくりの梅酒、熱い風呂、そして五十年来続けているタワシ健康法が長寿の秘訣ではないかと、おっしゃっていました。

美人で働き者のモトさんは、「私は百年間、いつもこんちくしょう！　と思って頑張ってきました。若い時から人様のために、いいことをしてきたので、今も気持ちよく暮せます」

私がモトさんのお宅を訪問した時、「今日は、あなたが訪ねてきてくれるので私は楽しみに待っていました。私は今からでもいい、先生の大学、神戸女子大学へ入学させていただけるものなら娘（次女テル子さん七十歳）をつれて、毎日いかせてもらいますよ、アハハハ……」と冗談を言っておられました。

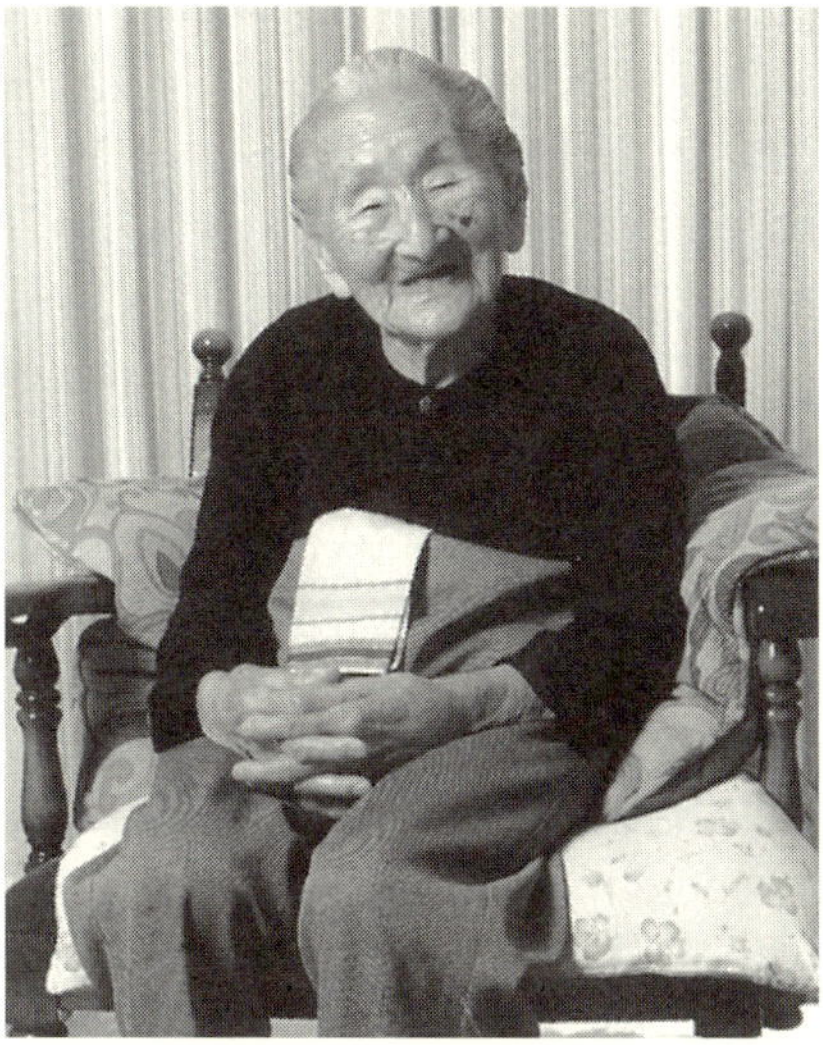

ユーモアと好奇心に富んだ坂上モトさん（108歳）

おばあちゃんは、八十歳の時に大病をされて半月間も意識がなかったそうですが、新薬のおかげでよくなって以来、二十年余りほとんど病気したことはありません。百歳すぎても夕食後は、ひ孫と鬼ごっこをしておられました。

テレビを観る時も常に、どうしてこんなに便利なものができるのか、誰がどうしてこんなことを考えたのだろう？　私も電動歯みがき器を使ってみたいけどどこで売ってるのか等、問題意識をもっておられます。

気は強い方ですが竹を割ったような性格で、ユーモアと好奇心に富んだモトさんは、七人家族の中心的存在です。宮城県の高橋テイノさん（百四歳）、徳島県の津川イネさん（百十一歳）や鹿児島県を訪問した時も兵庫県下の方々もそうでしたが、百歳以上で元気に暮らしておられる方の御家族、特にお嫁さんは、思いやりの深い人達でした。血のつながった親子よりも心のつながった雰囲気が感じられます。

老後は、心のわだかまりと伴侶の死が最も大きいストレスになるようで、信頼と愛にみちた家庭の雰囲気が、長寿者の心の栄養になっています。〝今がこの世の極楽〟とおっしゃるモトさんには、家族と健康に対する感謝の気持ちが強く感じられました。

百歳をすぎた方に、最寄の駅（西鈴蘭台）まで送っていただいた私は、ただただ恐縮するばかりでした。

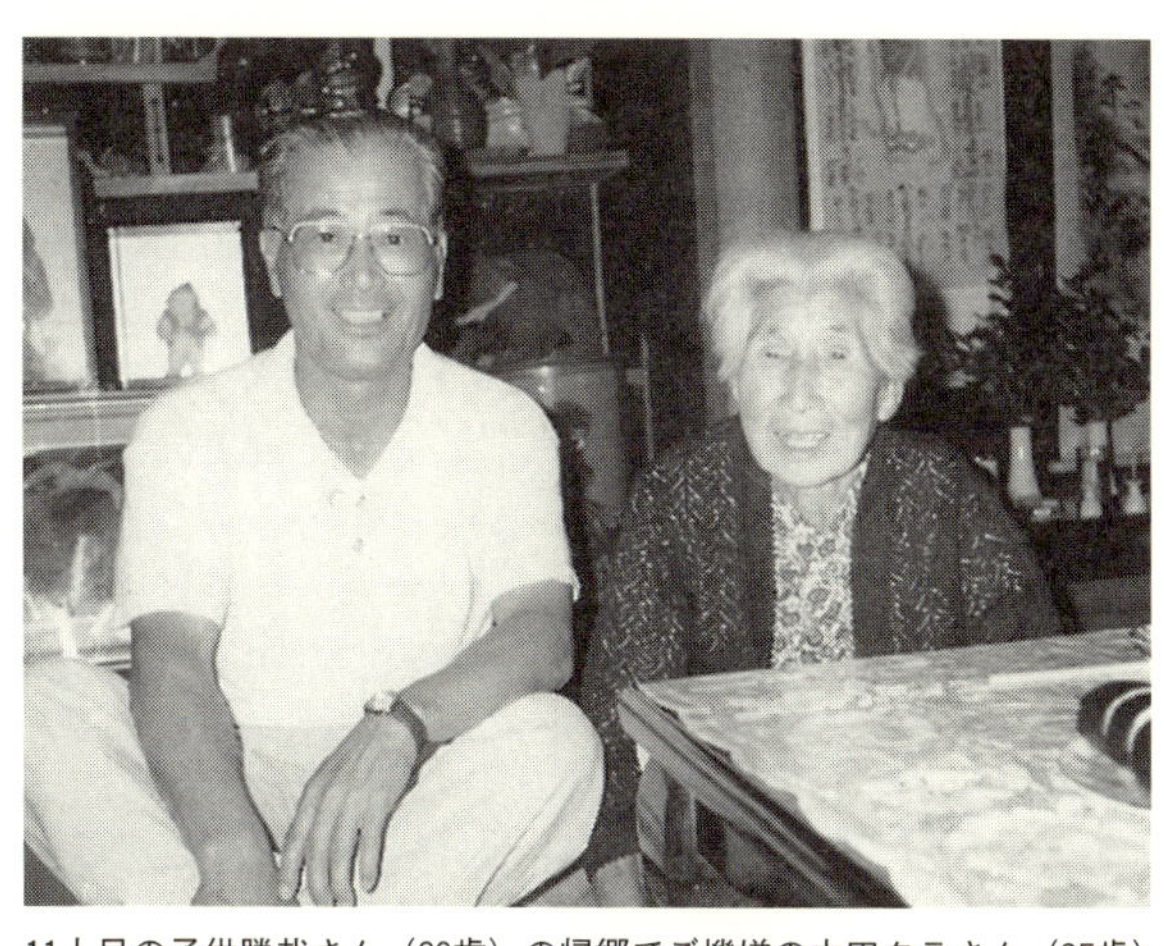

11人目の子供勝哉さん（60歳）の帰郷でご機嫌の中田クラさん（95歳）

十八歳で結婚、子ども十一人、孫二十九人、ひ孫三十五人、しかも親孝行、おばあちゃん孝行な人達ばかりに囲まれて意気盛んな中田クラさん（九十五歳）は、仕事とお金が大好きです。一九九一年の台風17号、19号が続けて九州を襲った翌日（九月二十九日）訪問したのですが、大木が倒れ、新しい町立病院は倒壊し、中田さん宅の屋根瓦も半分以上とんでしまっていて大変な時だったのですが、クラさんはいつもの通り仕事をしておられました。「おばあちゃん、台風で大変でしたね」「いいえ、こうして台風が来てくれたおかげで、カタシ（椿）の実が沢山落ちてくれたので私は楽でもうかりますバイ！」椿油でお金を貯めて、子どもや孫達にあ

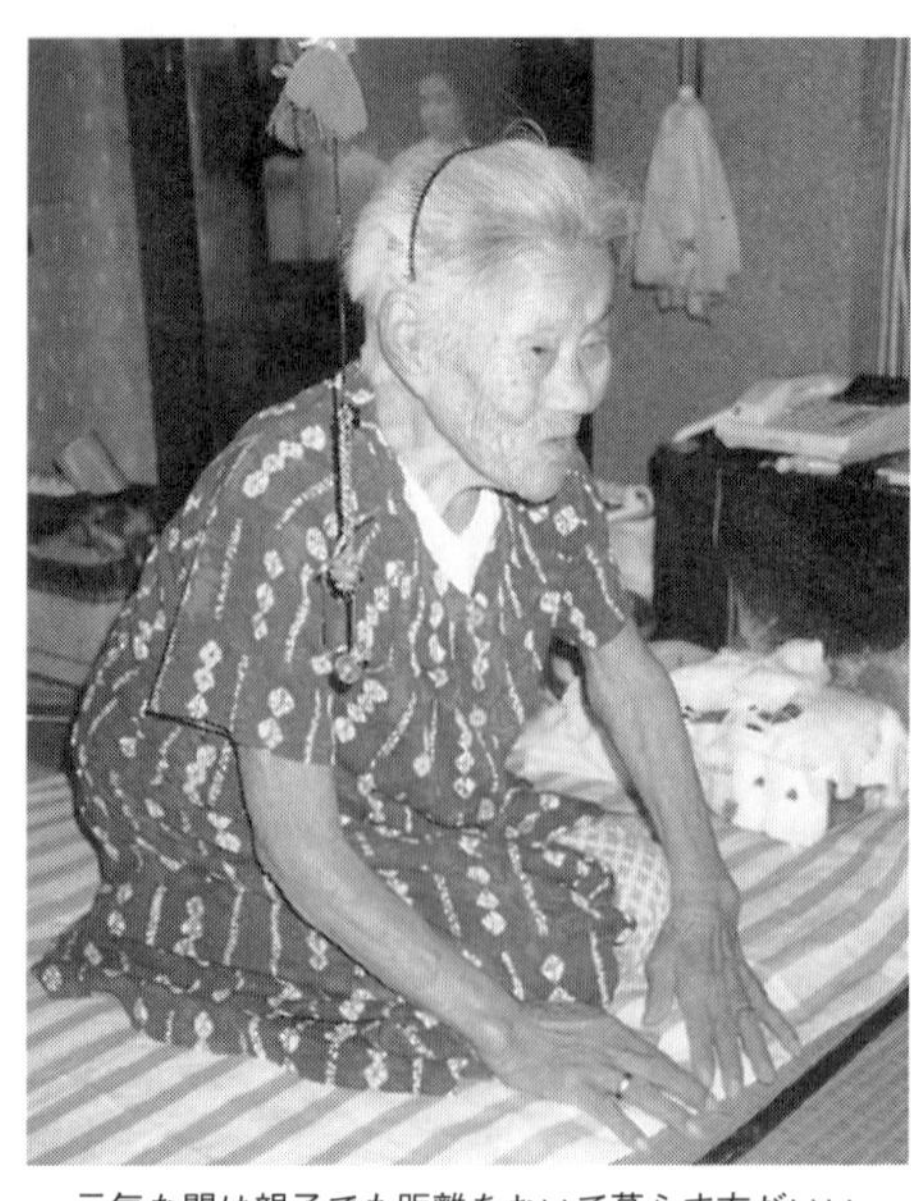

元気な間は親子でも距離をおいて暮らす方がいい
井上スナさん（101歳）

げるのが楽しみだそうです。〝銭は貯めて使え、心は使って育め、借金してでも土地は買っとけ〟その晩は長男で元校長の逸男さんや親戚の方に酒盛りをしていただいた上に泊めて下さいました。

九十歳の時に人工肛門になったクラさんはドッコイ、ドッコイ、ドッコイ……とリズミカルに自分を励ましながら毎日十時間余り仕事を続けておられます。

「布団の上げおろしも、おばあちゃんは自分でされますから私は楽させてもらっています」

逸男さんの奥さんは、尊敬と優しさでクラさんを見守っておられました。

百一歳の井上スナさん（熊本・維和島）は、今でも独り暮しです。スナさんが二歳の時、石工だった父は外国へ出稼ぎにいき、留守家族になりました。「私は小さい時に二度、大量に血を吐き死ぬ思いをしましたが、その時、スナは肺病だから、あの子とは遊ぶな！といって、近所の人達や学校の友達にいじめられました。百年の間にはいろいろなことがありましたけれど、この時が一番口惜しかったしつらかった」

娘さんは近くに嫁いでおられ、息子さんは大阪在住なので、スナさんは独り暮しです。大阪にいる孫の井上富美子さんの書〝大きな力〟を指さしながら、元気な間は、親子でも距離をおいて暮した方が互いにいい、今はテレビもあれば電話もあります。達者で自由とお金さえあれば飛行機にも乗れます。大阪も外国も近うなりました。子どもはそれぞれ、私は私と、屈託（くったく）がありません。こんな心境を悟りというのかもしれません。

食べものは魚の刺身を酢みそで食べるのが大好き、信用できる郵便局の人も大好きだそうです。貯金や現金は全部、最も信用している郵便局の人に預けておられるそうです。

⑨ あこがれに生きて百二年

――病気と老化はちがいます、八十になっても治ります――

七十六歳で癌手術　治って百まで病気せず
老人性骨変形　八十で治って今ゴルフ

西平美左衛門さんは、十九歳の時に一日四二銭の水夫として海上生活を始めて以来、海上保安庁自衛監として門司や神戸の税関で働きました。

仲の良かった十歳年下の奥さんとは七年前に死別、九十三～九十九歳までは、神戸で独り暮しでしたが、今は淡路で娘さんと娘さんの義母の三人で一緒に暮しておられます。

神戸にお住いの間は、若い時から真面目で努力家の美左衛門さんは、二十一時ごろ就寝四時半起床で、ほとんど毎朝諏訪山に登り、湊川神社と生田神社に詣りました。雨の時は傘をさして登山、朝風呂も欠かしませんでした。

甘いもの、お茶、コーヒー、紅茶と魚、牛乳、チーズが好物で、特に魚は三度三度朝からでもいただきます。お茶とお花の先生だった奥さんが亡くなった時、「食べものに気をつけよう、恍惚の人になったらあかん!」と自分にいいきかせながら暮していましたが、男独り暮しの悲しさで栄養失調になったこともあって、娘さんと同居しました。

娘さんが心配してくれて、淡路へ引っこしてきたとき、点滴と一日三食の生活ですっかり元気になりました。

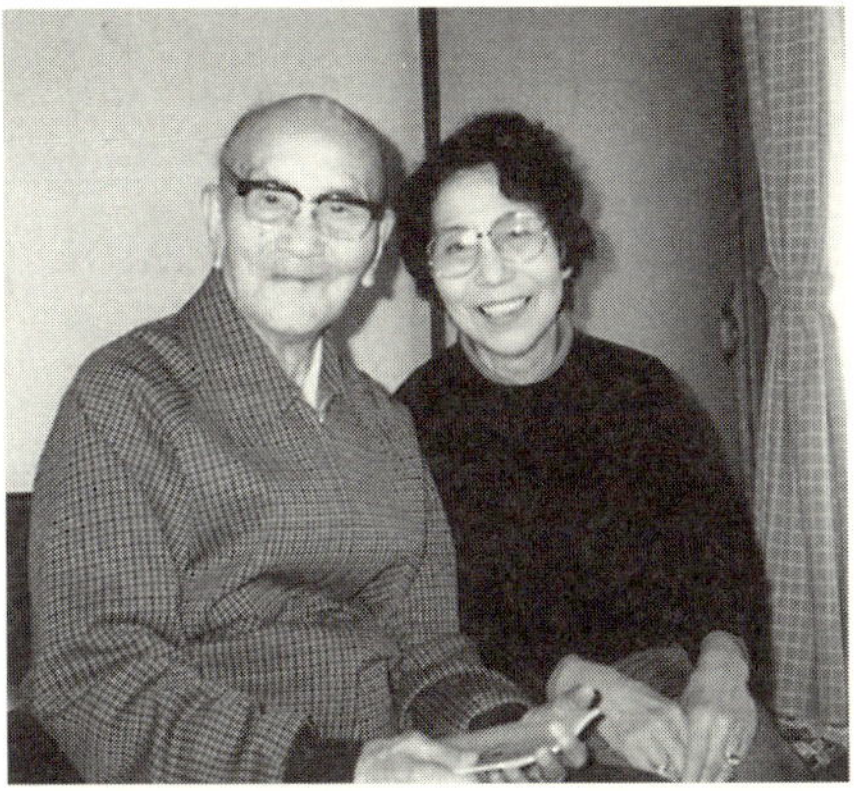

日課の登山と朝風呂を欠かさなかった西平美左衛門さん(102歳)と娘さん

満百歳記念、内閣総理大臣から記念品と賞状を贈られた時の文章「あなたは、よく百歳の長寿を達成され、まことに敬賀にたえません、敬老の日にあたり記念品をそえて、これを贈ります」を暗記しておられるのに感心しました。頭脳明晰で謙虚な美左衛門さんは海の男のロマンを求めて百二年余、清く美しく生きておられます。

七十六歳の時に喉頭癌とわかり、大阪大学医学部付属病院で手術を受けた西宮市の前田伊八さんは、手術後風邪ひとつ引かず百歳まで元気に暮しました。昼寝とテレビが好きな前田さんは、八時半起床、三食は時間厳守でワインとビール少々は欠かしませんでした。

岩井ナデさんは、十年間動かなかった膝が八十歳で自然治癒。八十歳の時に老人性骨変形で、これは老人病だからもう治りませんと診断された中野益利さんは、二〜三年後にすっかりよくなり九十二歳で毎月ゴルフを楽しんでおられました。

「老人の骨でも治る。医者が治らん言うてももと通りに治る病気はいくつもある。治そうという〝気〟が大切」中野益利博士の証言です。

⑩ 負けません私達、三姉弟で二百八十五歳

――モテモテ、ピッカピカの二百十二歳――

兵庫県特別養護老人ホームあわじ荘の衣川課長曰く、入居者の元気の要因は、(1)家族や知人の訪問見舞、(2)信仰、(3)その他、訪問者が少ない人ほど精神的おちこみがきつく気持ちが不安定になります。

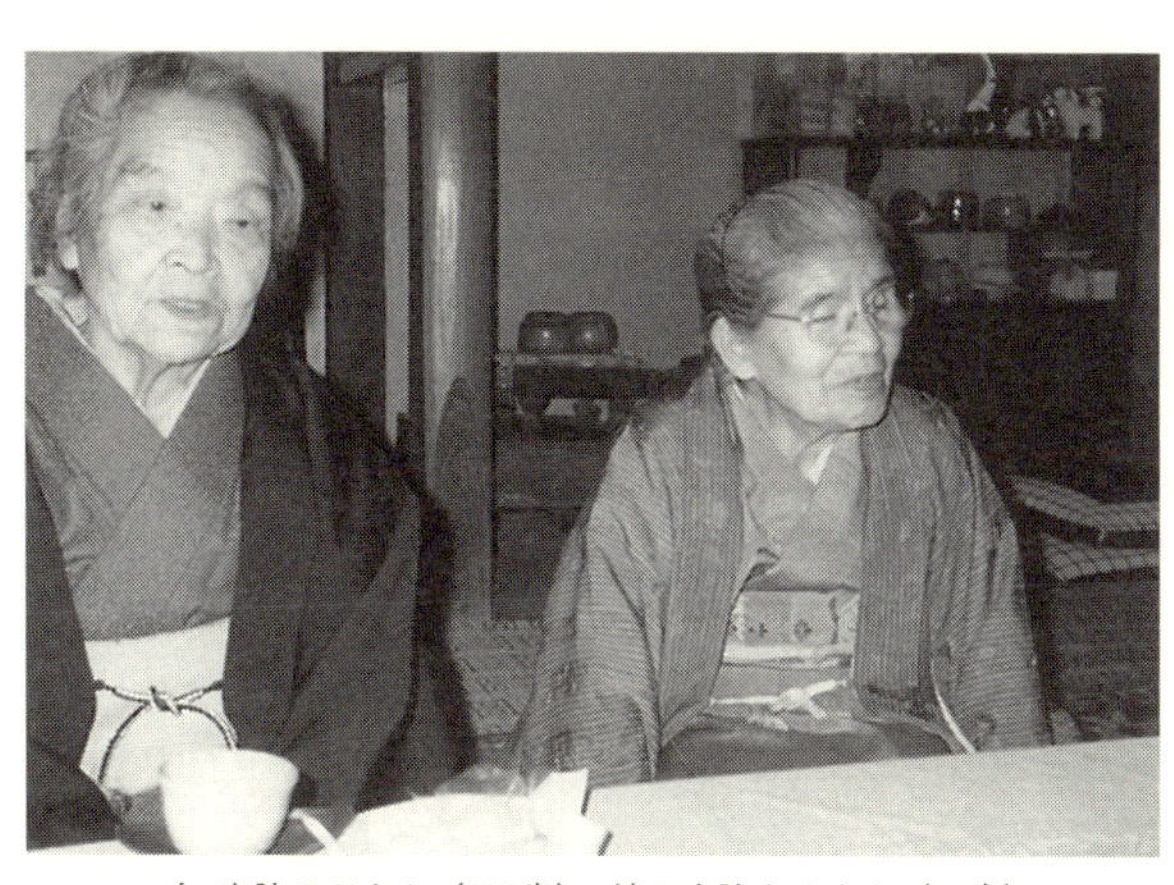

左 森脇のぶさん（108歳），妹の森脇ちゑさん（97歳）

同ホームで、神木こうさん（百七歳）を見舞ったあと、五色町の森脇のぶさん（百八歳）を訪ねました。私達を迎えに出ていただいたのも、送っていただいたのも妹のちゑさん（九十七歳）でした。

「母は四十代、父は五十代で亡くなりましたが祖父は七十七歳まで生きましたから当時としては、長生きの方でしょう。妹は高等女学校まで行きましたから、食べもんのこともよう知っとります。農林省へ務めていた弟は東京に住んでいますが、私は淡路で新聞やテレビで勉強しています」

酒は飲まないし洋食はあまり好きではないけれど、野菜は毎日欠かしません。二人暮しののぶさん（百八歳）、ちゑさん（九十七歳）に、名古屋の

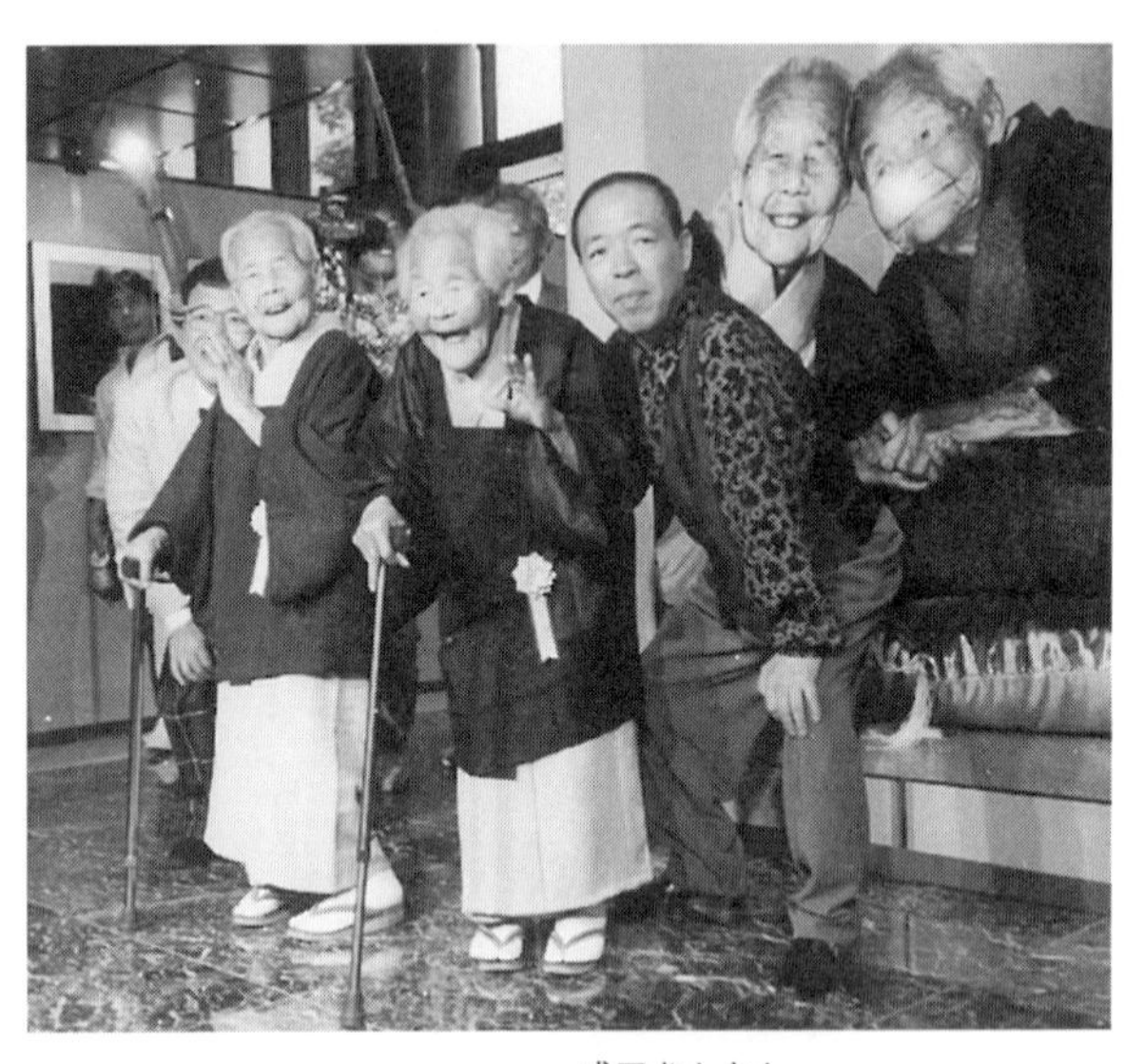

'92. 5. 26. 大阪へ初出張の成田きんさん 蟹江ぎんさん姉妹
（スポーツニッポン新聞社提供）
'98. 8. 1. 106歳の誕生日も二人そろって元気でした。

きんさん、ぎんさんのことを聞いてみましたら、「テレビで見ておりますけれど、たいしたことありませんね。成田きんさん、蟹江ぎんさん姉妹は二人で二百十二歳ですけど、私達は弟の直田と三人あわせれば、今で二百八十五歳になり毎年三つずつ歳をとります。今日は便利な世の中になって、淡路にいてもテレビで世界中がみえますから、ロシアのアゼルバイジャンにも中南米のビルカバンバにも長生きの人が、ぎょうさんいるゆうてますやろ」

体操やスポーツはしなかったけれど、百歳までは畑仕事や家掃除をしておられたのぶさんは、今でもテレビや新聞で生きた勉強を続けておられます。

「百八歳人生、一生のうちで一番ショックだったのは、戦後の農地改革だった」とおっしゃるのぶさんは、政治や世界状勢にも関心が強いようです。私の著〝ワンポイント健康法〟を見ながら、ベタ尻、タレ尻、ギックリ腰……面白いことが書いてありますね、と笑っておられました。

「徳之島の泉重千代さんが百二十歳まで生きられたのなら、私達もまだまだ先が長いですね」毎週二回は、来訪していただいていたお医者さんの方が先に死んでしまわれたので、今は、保健薬だけのんでおられます。

「泉さんのように私もお金は大好きやけど、余り寄ってきてくれんので、ぼつぼつ暮していています」

モテモテ、ピッカピカのきんさん、ぎんさんも、ますます活躍して欲しいけど、暮しと健康にとって大切なのは、ナンバーワンよりオンリーワンです。人それぞれに、自分の生き方と健康法があります。

⑪ 女房も若い百二歳、私は元気な洋服屋（百七歳）
――医者は治療してくれますが病気は自分で治すもの――

洋服の全国コンクールで、商工大臣表彰（技術賞）、阪神間紳士服コンクールで優勝した橋元唯之助さん（百七歳）は、仕事のことや次の日のことを、あれこれと考えるのが楽しい。洋服屋として多くの方にかわいがっていただきましたが九十五歳の時に地元市長さんの背広を仕立て、喜んでいただいたのも、永年私を支えてくれた女房のおかげ。大阪曽根崎の丁稚奉公時代を含めて八十四年余りの天職と七十六年間の結婚生活に感謝いっぱいの唯之助さんには、強い意欲と活力がみなぎっています。

「大阪や神戸の店で働いていた時も、三田市で店をもってからも、若い時は仕事が早かったのですが、七十歳すぎたら一着仕上げるのに一週間かかり、九十五歳では半月もかかるようになりました。でも家内がいつもはたで世話してくれるのと、近所に住んでる娘達が、たびたび御馳走を作ってきてくれるので、私はまだまだ仕事をしたい」

「植木や花が好きで、百七歳の今でも杖不要、お爺さんは、先に先によう気がついて、うるさいぐらいです。よう気もつくけど、体もよう動きます」私達が訪問するというので、たずねてこられた娘さん（長女）のお話しです。

酒・タバコは無縁で甘いものと牛肉や豚肉がお好き、それに季節の旬のものをよく食べておられます。二月や八月のイチゴ、十月や十二月のキュウリや筍は、食物ではなくて餌です。

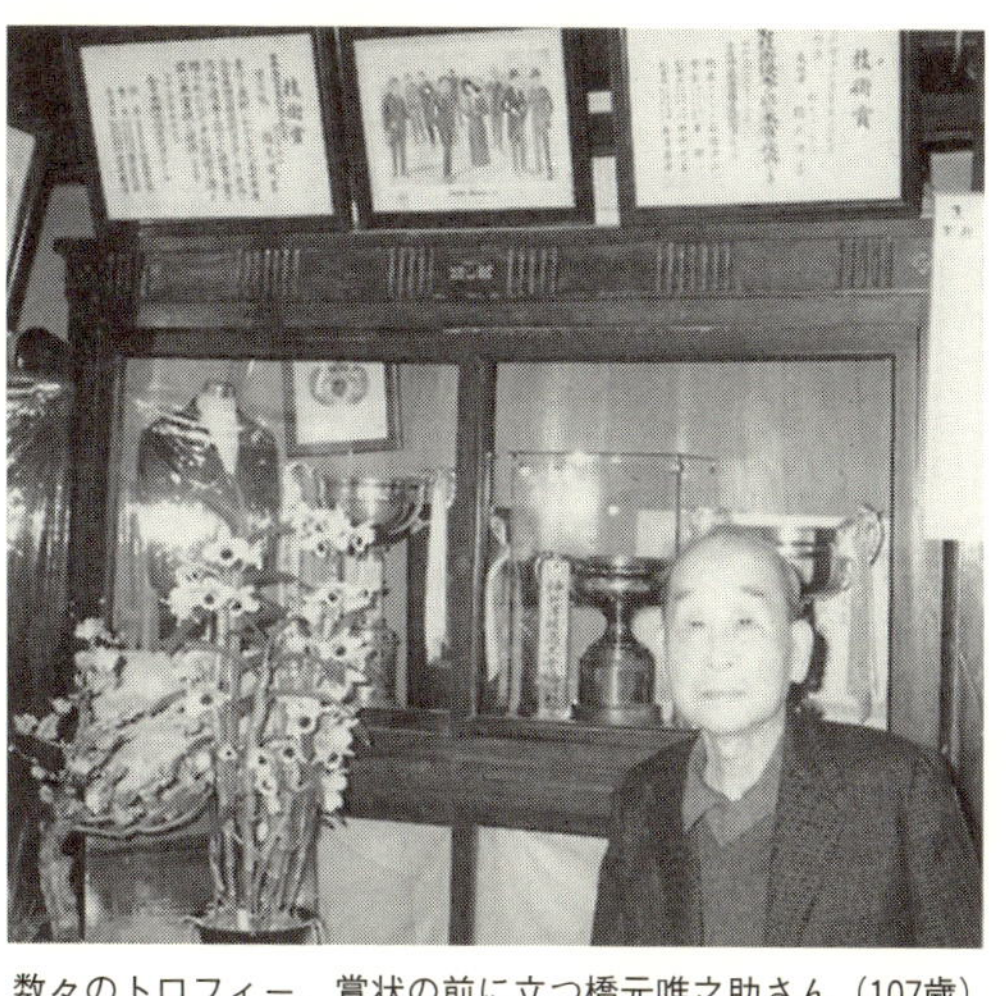

数々のトロフィー，賞状の前に立つ橋元唯之助さん（107歳）

ナイロン袋のおかずよりもオフクロの味が一番と考えておられます。

ひとりでテレビを移動させたり、重い机をかかえたために手足が痛くて動かなくなった時、国立病院へ三カ月入院されたそうですが「お医者さんが、九十八歳の人の手足が動かんいうても僕は治し方がわからんから、お爺さんはおいしいと思うものでも食べて、好きなようになさいというてくれたので、そうして三カ月間入院しとったら、以前よりよう動くようになって、退院の時には病院から自宅まで歩いて帰りました。

小学生のときに四年間、往復三里の山道を歩いて通ったのもよかった。洋服屋は坐ってする仕事やから思うて、三田川の堤防を散歩するようにしたのもよかったけど、手ぬぐいで乾布まさつを続けているのがいいように思います。丁稚の時は、朝早ようから夜は十一時ごろまで仕事、昼間にいねむりすると、ものさしで思い切り叩かれるので、便所へ行ってかくれて寝ました。時間的には、ほんのわずかでしたけど、ひとねむりすると体も頭もスッキリしたもんです。

食事がおいしい！　別居してるけど、亡くなった長男の嫁や娘達が、栄養のいいもんを冷蔵庫に入れてくれるので、家内も私もおいしいもんばかりいただいています。二番目の息子や嫁や孫がよくしてくれるので、はなゑも私も幸せです」

仕事一筋八十余年、心の栄養と日々の目標・楽しみいっぱいの橋元唯之助さん御夫妻にその環境づくりと心のもち方について見習いたいものです。

暮しの目標を決めたら、そのために覚悟し準備して努力を惜しまない、そのことが良い結果と次の新しい夢を生んでいます。今年の三月も力強いお便りをいただきました。

⑫ 女性が大好き男やもん（百七歳）

――私にゃヘソが三つある――

「母が二十八歳の時にお産で亡くなって継母に育てられたので、小学校卒業後農業を手伝っていました。学歴も技術もなかったので、大阪へ出て働きました。今でゆうたらリサイクルでしょう。空ビン再生業で、きれいにしたビンを酒造会社へ納めていました。ところが男の働き盛りのころ、五十歳で膵臓炎になり大手術をうけました」酒で忘れたいと思われたことも多かったそうで、たぶん日本酒の飲みすぎが原因だったとのことですが、石田豊次さん（百七歳）は、九死に一生を得て膵臓が治ったと思ったら今度は虫垂炎になり、しかも手遅れぎみで、またお腹を切ってもらったので私の腹には今でも大きい十文字の傷跡が二ツ、併せて三ツの〝ヘソ〟があるそうです。

戦前・戦中・そして戦後のどさくさで苦労と努力の連続だった石田豊次さんの精神力と

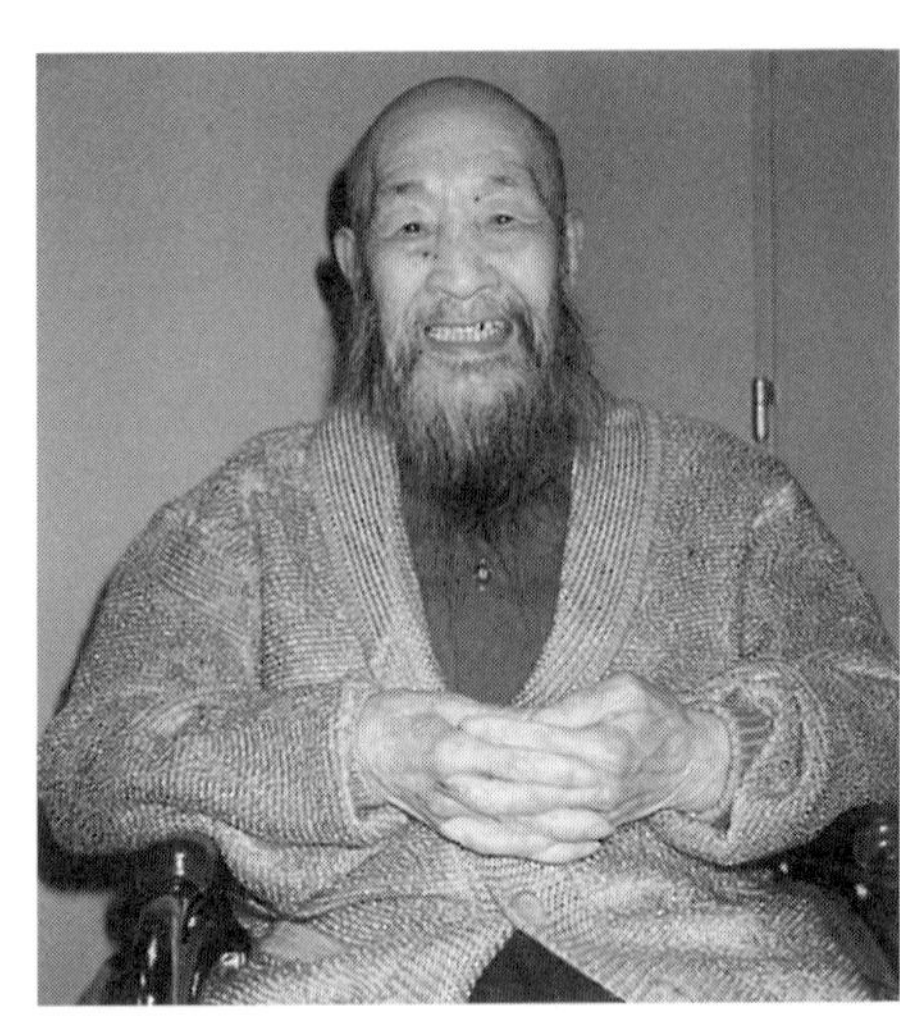

「この世の中では女性が最高．あの世でも女が偉いに決まってる」
生まれつき明るい人気者の石田豊次さん（107歳）

明るさは生まれつきのものでしょうか、きっと若くして亡くなられたお母さんの贈物だったのでしょう。豊次さんに御両親や小学校に入学されるまでのことなどを伺っているとそのことがよく解ります。

小さい時には、お寺さんへ行ってお坊さんの話を聴くのが大好きだったこと、小学校では国語と国史の勉強が得意で、不勉強な先生をよくやり込めていたことなど利発な豊次少年でした。

学歴も技術もなかったので、廃品回収の仕事を選びましたというその判断力と勇気、それにその後の努力が豊次さんの賢さを示しています。

「私は、子どものころから、悲しかったこと、苦しかったこと、しんどかったことの方が多かったけれど先生やお寺さんに教わったようにしとけば、必ずあとでいいことがある！　いつも自分にそう言いきかせながら懸命に働きました。それでもある時は自分に負けて酒を飲みすぎました。

商売がうまくいった時は神さんが、豊次もっとがんばれと励ましてくれ、膵臓の大手術をしてもらった時には、仏さんが豊次すこしゆっくりせえよ、言うて休ませてくれはったわけです」という受け止め方です。

そして生活も少しは楽になったかと思った時、大阪の大空襲で豊次さんは、やる気以外のすべてを焼かれてしまいました。

郷里へ錦を飾れるわけでもないのに、心から迎えてもらおうなどと考える方が甘えすぎと思った豊次さんは、郷里（篠山町）へ引きあげて、ただ黙々と働きました。奥さんの死後、再婚した二番目の奥さんも十七年前に亡くなりましたが、ものを書くことが好きだった豊次さんは、部落史を研究して、「徒然草」三冊を自費出版して地域の皆さんに配布しました。

〝負けるが勝ち〟ケンカしても暴力は使わん、口ケンカしても相手も傷つき自分も傷ついて、両方とも負けることになるんやから、そんなことはせんと、初めから負けといた方が勝ちゃ、と主張する豊次さんには次元の高い信仰の世界が感じられます。

二七六文字の般若心経を毎日二時間、澄んだ気持、無心で読経されています。

十年間もシベリアへ抑留されていた長男がひょっこり帰ってきた、その時は嬉しかったというより不思議でした。孫は学校も出てないのに三十八歳で警部に昇進していて東京の警察学校で働いています。娘がよく訪ねてきて親切にしてくれます。私は若くして亡くなった母親が大好き、優しい娘も大好き、ここ山ゆり荘の所長さんもいい人ですけど女の副所長さんの方が好き、僕は男やから今でも女が大好きです。

若うても年寄でも男にとって女は宝もの。そうおっしゃる石田豊次翁には毎日、笑いと読経の声が響いています。

⑬ 孫も娘も親切です、百六歳でも風邪は治ります

十三歳の時から京都へ働きに出ていた水口わきさんは十九歳の時に脚が痛くて一歩も歩けないようになって郷里の兵庫県山崎町に帰ってきました。脚がよくなって結婚したわき

さんに子どもが生まれましたが、御主人が五十歳で亡くなり、娘さんと息子さんも五十歳と五十五歳で亡くなりました。

真面目なわきさんは、脂っこいものは嫌いで野菜や芋類が好きです。お孫さんのお嫁さんがよくできた人で家族みんなで、おばあちゃんを大事にしておられます。二カ月前に風邪引いたけどおかげで治りましたというおばあちゃんは、ひ孫のことが気がかりで、「風呂に入れよ、勉強せよ！」口うるさいほどです。

夜は、テレビが楽しみで十時半ごろまで起きていますが、朝寝で時には食事抜きで昼ごろまでよく寝ています。

⑭　感謝、感謝で大元気、今もお仕事満百二歳

――大恋愛で幸せいっぱい　私の主人は世界一――

「親が決めていた許婚の人と三三九度の盃は交したけれど子どもはつくりませんでした。挙式後、一カ月経った時義理は果たしたと思ったので、その家を逃げ出して好きな人の

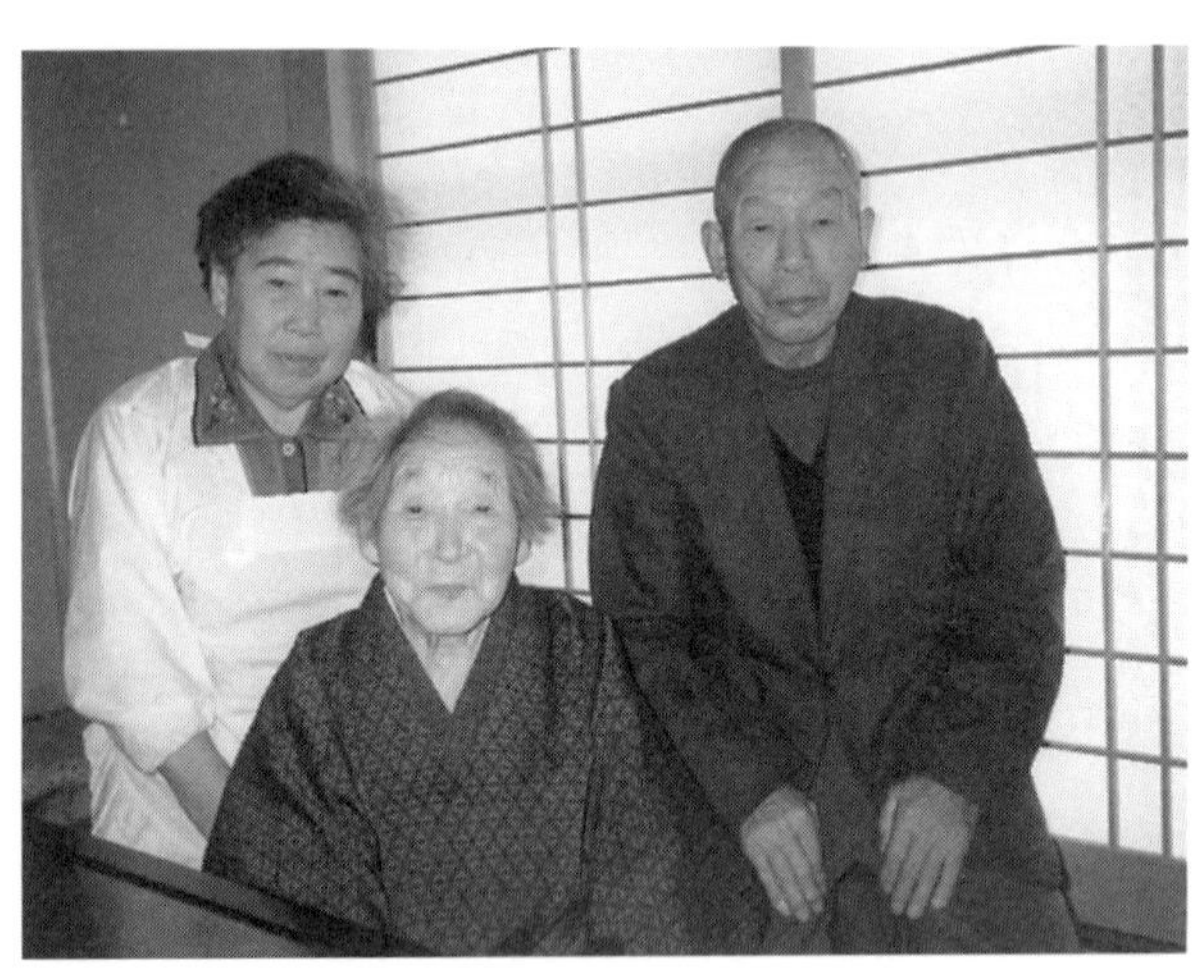

すばらしい家族に恵まれて幸せいっぱい宮木つなさん（102歳）と次男理さん夫婦

ところにとんできました。結納も結婚式もなかったけれど主人は私をあたたかく迎えてくれました。心からようきてくれたといってくれました。

以来六十三年間、夫婦げんかは一回もしたことはありません。若い時分は夜なべしない時には朝四時には起きて働きました。早起きするといい空気が吸えて仕事がはかどります。百姓仕事でも男の人より先に畑や田んぼに出て働くもんですから主人はニコニコしながら『つな、君は男を使ってるがな……』とよく言われました。そのくらいよう働きました。仕事もようしましたけど、子どもは皇后さんよりようけで、男四人女三人あわせて七人産ませてもらいました。みんな欲です。欲があって好きでなけりゃ仕事もできんし子どもは産めません。今は七人のうち三人は戦死して四人が元気にしとりますが、みんないい子でした。一つ年上の主人は私にとって世界一の人でしたから、うちの息子は天皇陛下より偉いと思うとります。真面目に働いて優しくしてくれます。子どもは宝です。息子が三人も戦死しました。『戦死された息子さんのおかげで、大きくて立派な家が建ってよかったですね』といってくれた人があったけど、私は息子達が無事で帰ってきてくれた方が、その百倍も嬉しい！　と思っとります。

生きてる息子は、天皇陛下よりも偉くて、嫁も孫も、その嫁達も優しくようしてくれます。子どもや世見様はようみとりますけん、年寄を大切にすれば、また自分が大事にされるゆうことです。親に似ぬ子は鬼子といいますけど、子どもは親に似ますで、良いことも悪いことも。私は今でも朝五時より遅う起きることはありません。醤油やソースを小さい入れものに詰める手内職をさせてもろうていますけど達者でさえあれば仕事は歳には関係ありません。いやいや手の指や脚腰は使わんと頭がボケてきます。お寺さんもそう言うてます。

食べものは何でもいただきますけど、どちらかというと硬いもんが好きです。五十歳の時総入歯にしてもらったけれど、それが今でも調子ようて、なんでも食べられます。

私の父は大きい男で丈夫な人だったけれど八十歳の時に梅の木から落ちて八十一歳で死にました。母は心臓が弱くて七十一歳で死にましたけれど、私は小さい時から元気で今も丈夫です。百歳と四カ月目までメガネもかけずに自分で針に糸をシューッと通しましたけれど今は少し衰えてます。

今は、とてもとてもいい時代で、私はみんなにようしてもろうて毎日いいテレビをみせてもろうて、お寺さんにも参らせてもらって、一日一日を感謝の気持、嬉しい！　嬉しい！　思っています。

私の一生で一番嬉しかったことは、帳面につけとらんのでわからんけど、ひとつちがいの主人が、嫁ぎ先から逃げてきた私を、ニコニコして迎えてくれたこと、今いる息子が兵隊から帰ってきたとき、三番目が、両親が亡くなる前に私達の恋愛結婚はよかった！　といってくれたことです」

宮木つなさんと話していると時間がたつほど楽しくなり私達まで勇気づけられました。

家族が仲良く元気で働くのが最高！　私が死んだら蛍の光で送ってほしいと思ってます。笑いとあたたかい宮木つなさん一家の雰囲気は活力にみちています。日暮しは家族の〝和〟です。

百二歳の宮木つなさんとの会話のテープを聞いていますと胸がジンジンしてきます。私も心の糧と暮しの糧をいただいて考えさせられることが多いわけですが勇気も出てきます。あなたは何のために生きてるのか、何によって生かされてるのか、再三自分に問うべきだと思われます。

⑮　高血圧で上二〇〇、それでもここ五十年間病気なし（百五歳）

心身ともにこのくらい美しく、老いることができたら最高と思ったのが、豊岡市の松田こんさん（百五歳）。

小学校の時は勉強が好きでなかったので、落第せんとやっとときた程度ですとひかえ目におっしゃるこんさんは、なかなかのがんばり屋です。小間物屋をしておられた、こんさん

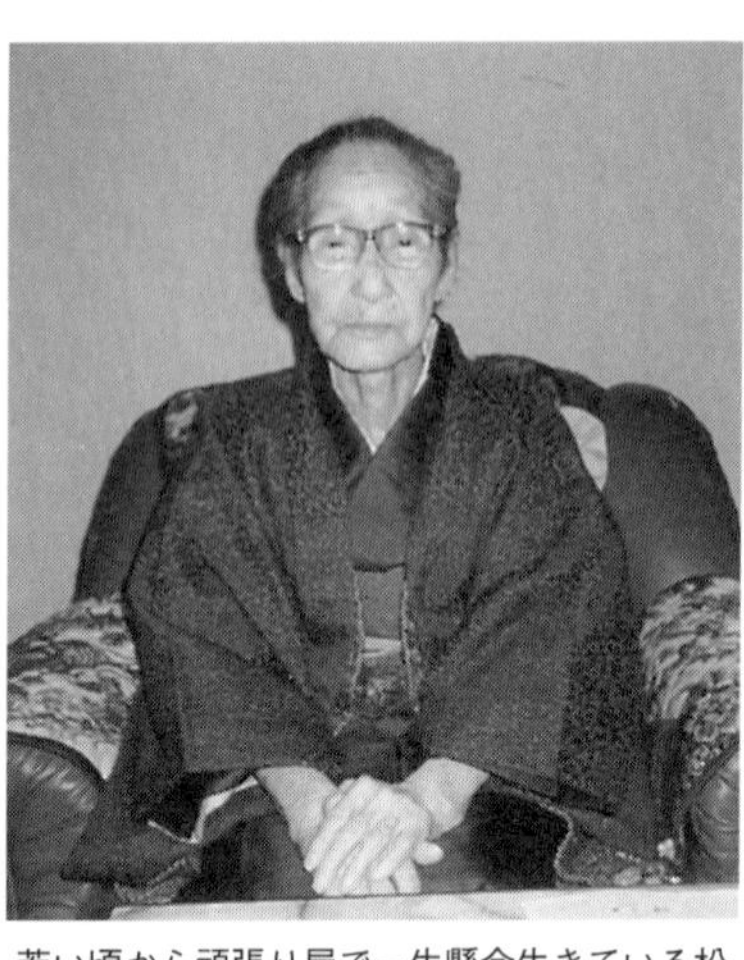
若い頃から頑張り屋で一生懸命生きている松田こんさん（105歳）

は働きもので、じっとしているのが嫌いでした。若い時は機織、縫いものにも精を出し人様に負けたらいかんと思って頑張りました。

「若い時には大腸の病気を二回しましたけれど手術はしないで治りました。私は生きることに夢中になっておりましたので、九十歳まではスーッときて、歳のことは考えませんでした。血圧は高い方で最高が二〇〇mHgありましたが、ここ五十年間は一回も病気したことありません。今は一八〇〜一七〇くらいですが、九十歳をすぎたころになって初めて私も少し歳とったかなあと思いました。

食物は、すき焼き、玉子焼き、魚類が好きで嫌いなものはありません。子どもの時から運動の選手になったことはありませんが、動くこと、働くことが好きです」

テレビも好きで、名古屋のきんさん、ぎんさんのこともよく御存知でした。

「姉弟六人のうち三人は九十歳以上まで元気で今も四人存命です。こんなに美しく、百歳を越すことができたら最高です、皆さんのおかげです」と感謝しておられました。

⑯ 今折り返し、九十九歳の大僧正

人間は一時間に一〇〇〇回余り、一日には約二万四〇〇〇回の呼吸をして、およそ六〇石（一万八〇〇〇リットル）の空気を食べて生きています。

空気は、窒素、酸素、炭酸ガス、水素、アルゴン、ヘリウムなどでできていますが、この中では、窒素の量が非常に多いのです。

私達の身体では、窒素が少ないと燃えてしまうそうです。酸素は体内の血液を浄化しますが、きれいな血液は脳細胞を浄化します。「人体が三十六度内外の体温を保っているのはアルゴンの冷熱作用によるのではないかと思う」とおっしゃる清風学園前理事長（高野山真言宗大僧正）の平岡宕峯博士（九十九歳）は、広島県蒲刈島で未熟児として生まれました。

虚弱児で、しかも神経性胃痙攣（けいれん）の持病で、冬一カ月、夏に一カ月、春と秋に一カ月ずつ

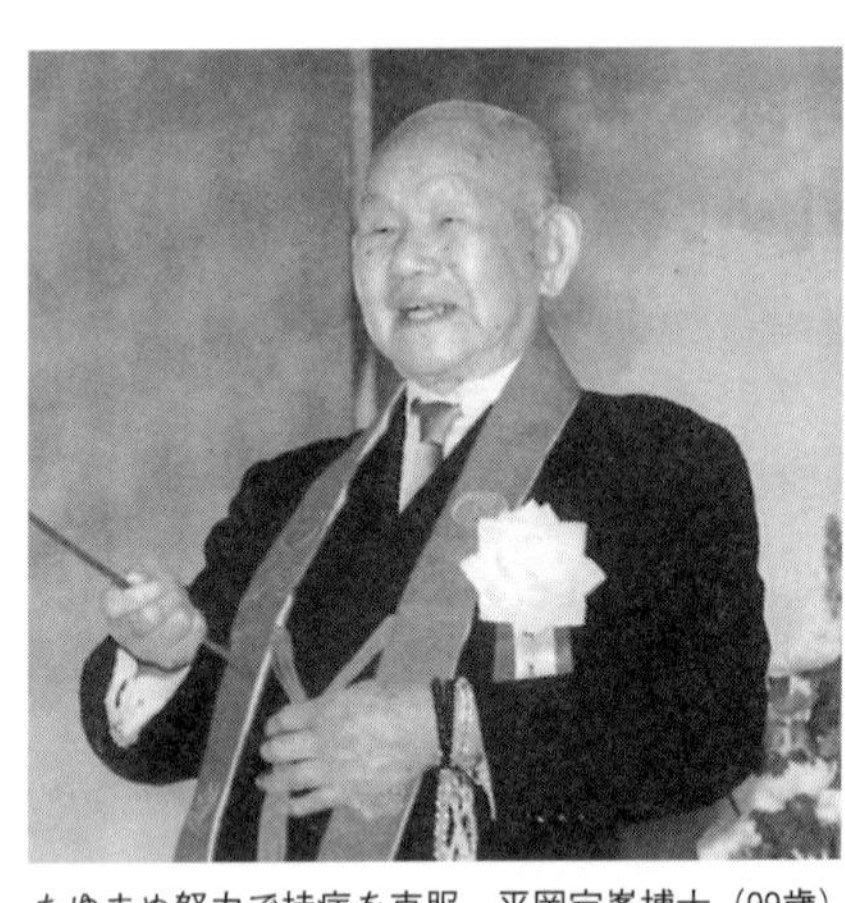

たゆまぬ努力で持病を克服　平岡宕峯博士（99歳）

の業病で、お医者さんには、「おそらく五つまでは育つまい」といわれたそうです。発育不全のため、五歳の時にはまだ生きてるかといわれ、十七歳の時には十四歳くらいかときかれ、十四歳にしては少しお粗末ではないかといわれたそうです。

その後、別所式精常哲学、岡田式正座法、貝原益軒の養生訓、藤田式即身調和法、西式強健法、江間式心身鍛練法などを実施されました。その中で、横隔膜をゆっくり上げたり下げたりして、自然におなかが出たり、ひっこんだりする別所式精常哲学の健胃固腸法を忠実に五年間実施されたところ、それまでの持病を根治できたそうです。〝精常〟に基づく修行は精神的にも非常な効果があり、玄米の二食主義を丸三年、江間式心身鍛練法も徹底的に実行された平岡さんは、二十一歳で得度して弘法大師の弟子になりました。

五つまでは育つまいといわれた未熟児、虚弱児だった人が平成四年で九十七歳の現役として大活躍される基盤は、たゆみない健康づくりの実践・努力です。「一分間に二回のゆっくり深い、気海丹田吐納法の呼吸を一二四回実施すれば、無病長寿の秘法のひとつとなります。酒は般若湯といって知恵の泉ということになっていますが、酒はいただきませんので私には少し足りないところがあるのかもしれません。ニコチンの毒によって血液をよごすタバコは吸いません。肉も魚も加減します。こうして一世紀近く娑婆世界に置いて頂き尊い教育に携わらせて頂き誠に有難いことです」とおっしゃる平岡宕峯先生の教えに心うたれました。

一世紀を精進努力、教育の先駆者として活躍された宕峯博士の精神は、〝清風魂〟として、平岡英信理事長や熱心な先生方、そして、十一人のオリンピック選手（体操競技）をはじめ、多くの生徒達に引き継がれています。二〇〇五年四月のデンマーク・バイレスプリングチームとの共演会でもそのことが実証されました。

⑰ 若いときに屋根上から落下、頭蓋骨陥没のまま
——百一歳の尾崎秀兼さん——

貧乏が嫌いで、金持ちになりたいと思って十五歳で町の製材所へ奉公に出たそうです。ところが仕事中に屋根から落ちて頭を打ち一週間以上も意識不明になり、秀兼は助からんと皆が思ったそうだけど意識が回復して働けるようになったそうです。私が秀兼さんの頭にさわらせていただいても、オオ！　と言うほど、頭蓋骨は今でも大きく陥没したままです。

秀兼さんは、夜は七～八時には寝て朝は五時ごろ起きます。焼酎は朝・昼・晩、口につけるぐらいで晩酌はビールをコップに三分の一くらい。食物は特に好き嫌いはないが、刺身と牛乳が好き。私が訪問した一九九五年の夏も中ジョッキーで牛乳を召しあがっていました。「一緒に住んでいる甥（澄夫）も嫁（勢子）もよくしてくれるので私は幸せ！　新聞も読書も好きなので、先生の『現代養生訓』も楽しみにしています」と言っていただきました。お孫さんは阪大病院の外科医だそうです。百一歳の秀兼さんの陥没した頭蓋骨にさ

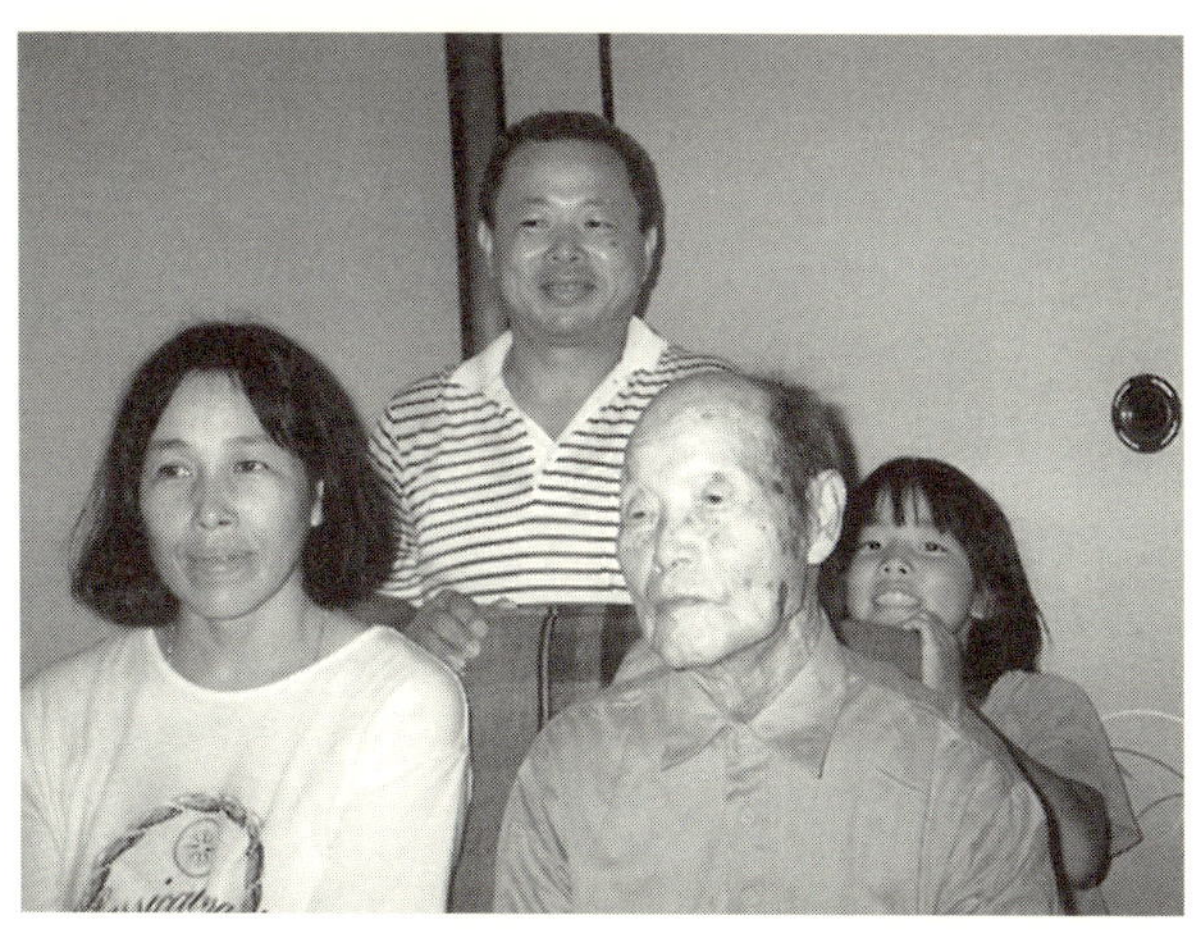
甥の嫁・勢子さん，甥の澄夫さん，その子どもと，尾崎秀兼さん（101歳）

わりながらお話を伺っていますと人の運と寿命と脳の機能の不思議さを痛感しました。

阪神大震災の時もそうでしたが人の一生には、いくつもの障害や災難があります。奇跡や不思議な運が重なって幸運になることも少なくないようです。

⑱ 外様の知事は、しっかりしてもらわないかん！

――百九歳の日浦岩吾さん――

私は尾川村村佐ノ国、今の越知町で生まれ、妻は五里ほど離れた所の人なので当時はえらい遠くの人を嫁にしたと思ったが、そのことがよかったという日浦岩吾さんは、高知県の最高齢者です。

妻の琴さんは遠い所の人だったが見合いではなかったそうです。若いときから養蚕業、農業に励みながら町会議員として頭を使い気を使い体を使って働いたそうです。食物の好き嫌いはいわないが、真面目で頑固な人だそうです。「体を養うために飲むのはよいが酒の飲みすぎはいかん、私の娘も息子も師範学校を出て校長になったが、わが子の教育はできなかった。私はその孫娘のことが気がかりで、まだ死ぬわけにはいかん」と言われます。百八歳で胃潰瘍になり再入院されたそうですが、私が訪ねた平成八年の夏はお元気でした。「高知県は今、土佐の人間でない人が知事をしているが、外様はもっとしっかりしてもらわないかん」と、やすらぎの家の施設長さんも心配するほど知事の施策に注文をつけてい

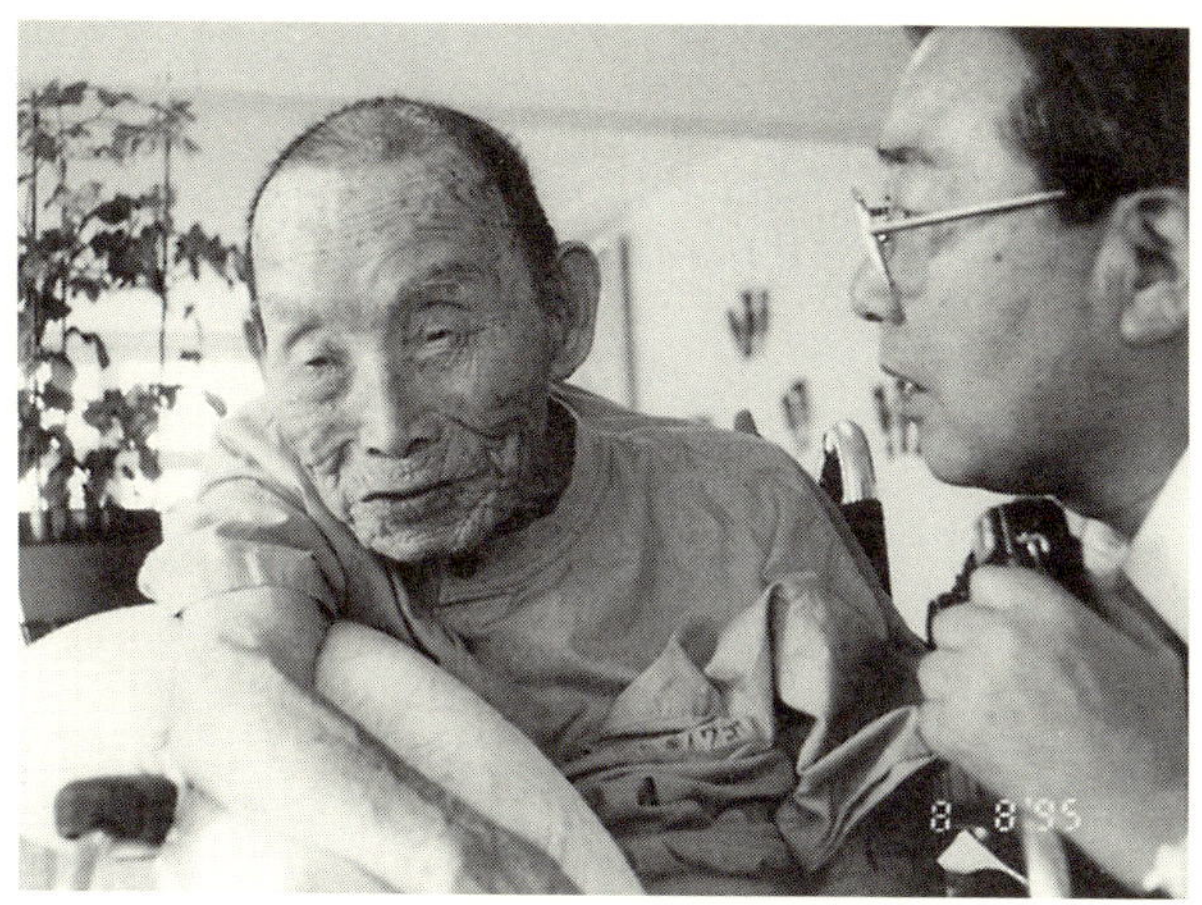

日浦岩吾さん（109歳）

ます。「私は、ウサギやヤギのいる所で死ぬまで野菜づくりをして暮らしたい！」そうです。

⑲ 子どもたちはピカドンで死んだが、プラス思考で生きれば花も咲く

百三歳の徳永次喜松さんは、天草島の中田村で生まれました。よく気がきく子どもで家の手伝いを好んでしました。やがて次喜松青年は若者たちのリーダーとして活躍されましたが、初婚に失敗し新天地を求めて長崎市へでました。

次喜松さんは、鮮魚商として懸命に働いてるうちに縁あって五島出身で働き者の女性と再婚しました。子どもができて家庭円満、商売も日の出の勢いで東シナ海や有明海で獲れた鮮魚を神戸や大阪の市場と取引きするまでになり、いよいよこれからというときに、原爆で子どもたちを失いました。そのとき、次喜松さん自身も左耳と聴力を失いましたが最愛の奥さんとともに命びろいしました。「人生には上り坂と下り坂ともうひとつ〝まさか〟という坂がある。悲しいこと、苦しいこと、腹が立つこと、嬉しくて胸がジンジンすることなど、いろいろあるが、百歳をすぎてから、じっくり考えてみると、それが人生のようです。」九十九歳で亡くなった奥さんの葬式のあと、つくづくそう思ったという次喜松さん。

「男寡夫（おとこやもめ）にゃウジがわき、女寡婦（やもめ）にゃ花が咲くと言うが、そんなことはない。私は商売（しごと）で生きてきた男だから今でも現金の五十～六十万は手もとにおいてあります。商売するためには資金（もとで）と信用と気概が必要です。耳は聞こえないが私は筆談ができるので不自由はありません。あなたの考え方や気持ちもよく通じます。プラス思考で生きる人には必ず花が咲く」と言われます。

新和苑は、この世の極楽と感謝の日日を送る次喜松さんです。

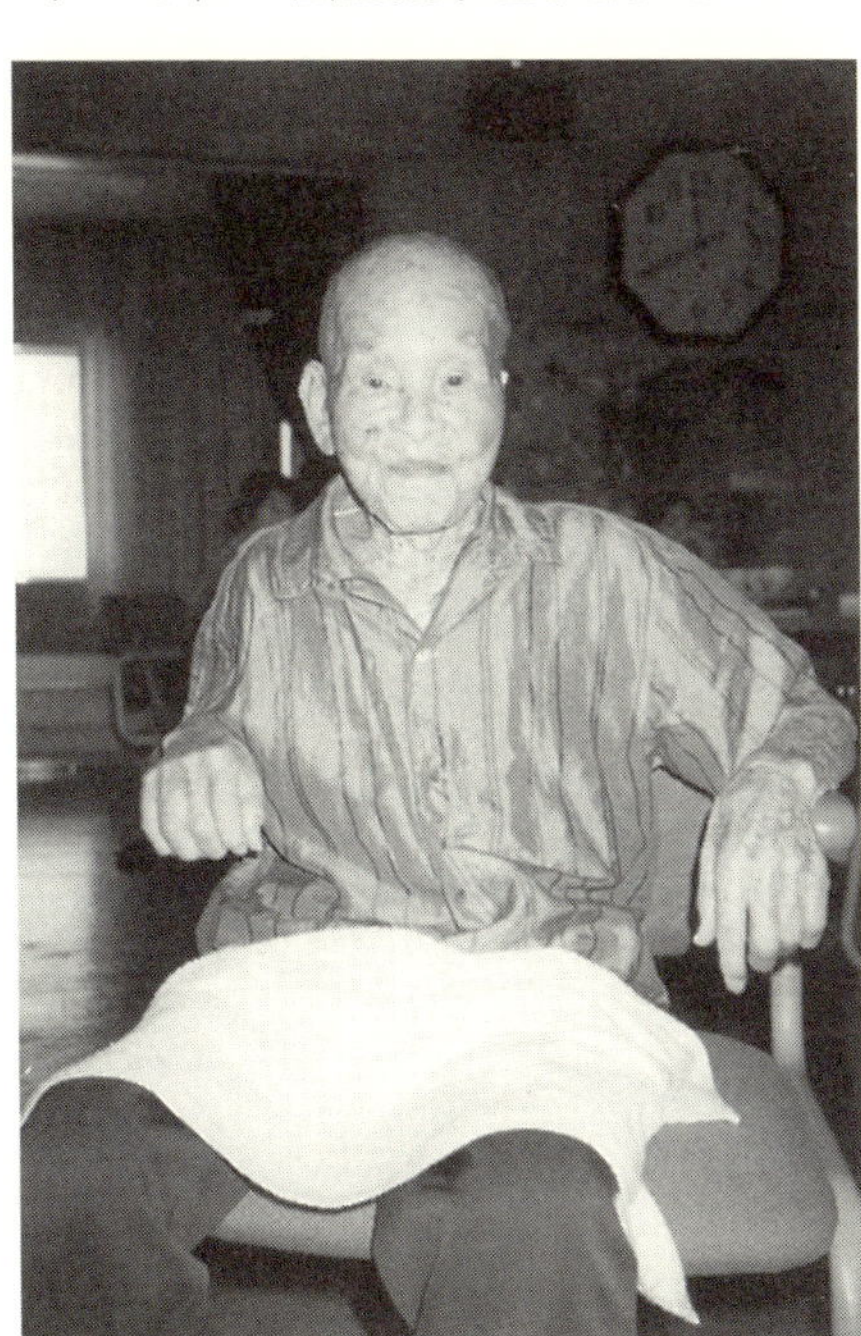

徳永次喜松さん（103歳）

⑳ 医者は手助け。病気は自分で治さないかん、そのためには食物を六十回以上かめばよい

坂本宇治吉翁は、大阪の西野田工業学校に通っていた生徒のときには、毎日、下宿していた天王寺から往復約一六キロメートルを歩いたそうです。明治四十年の夏休みには、大阪～神戸、徳島を経て高知の自宅まで歩いて帰ったことがあるそうです。神戸～徳島の船以外は全部歩いて山越えし、野宿して海岸沿いに三日三晩歩き通され、そのときは草履七足がボロボロになったけれど、腹と背中がくっつくほどの空腹感とお金のありがたさ人情のあたたかさを経験されたそうです。また、高知から松山まで、自転車で一五〇キロメートルを往復したときは、新しいズボンのお尻がすっぽり抜けていたこともあったそうです。

歩兵四四連隊を除隊してから、母の父・米太郎が創業した製糸会社で働かれ、四国中で三〇〇社あまりあった製糸会社が今では、ご自分の経営する一社だけになったが、宇治吉翁は専務・社長時代（社長だけでも三十余年間）から今まで赤字を出したことはないそうです。

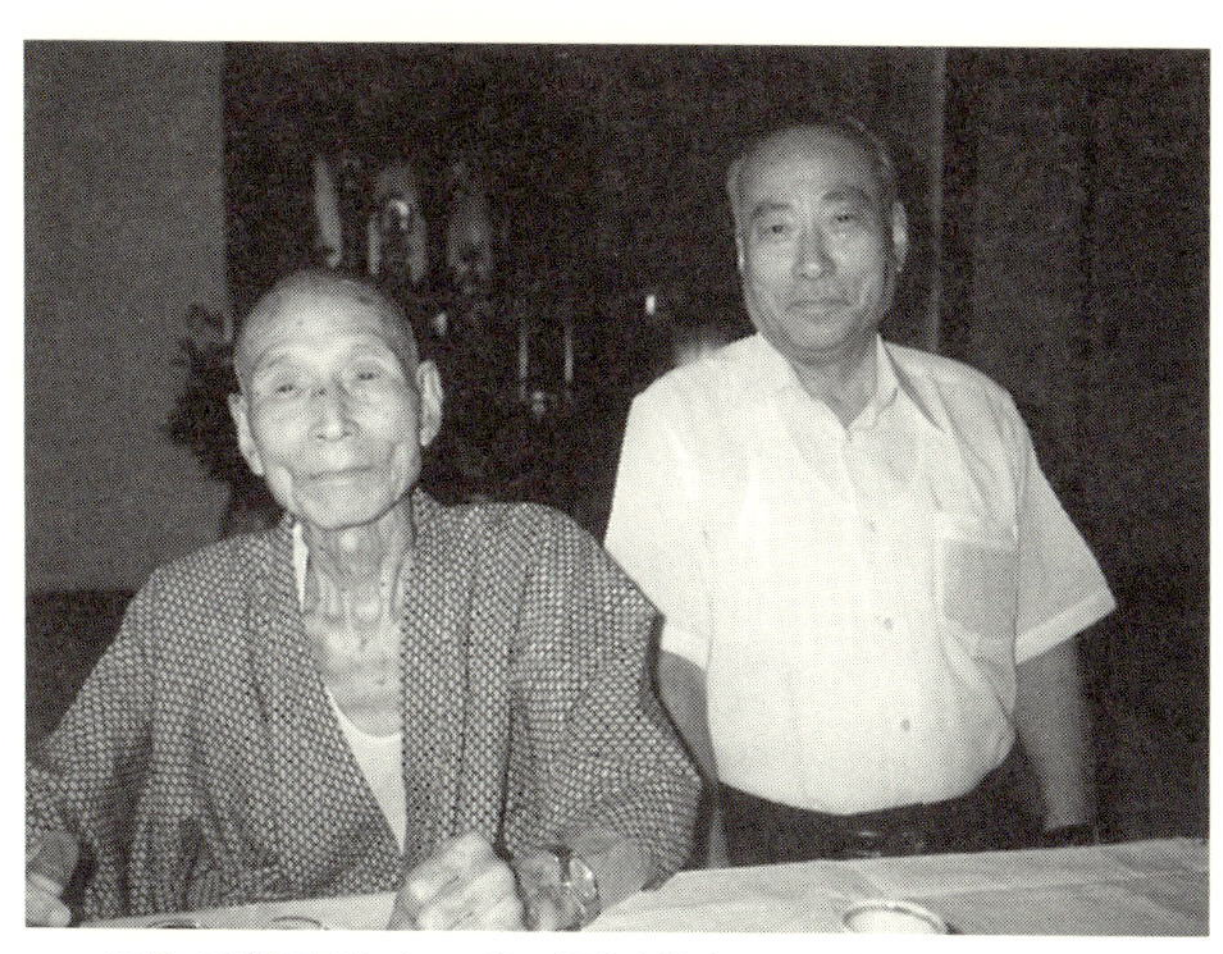

98歳で免許更新した102歳の坂本宇治吉さんと次男の雄次郎社長

大正十二年に、田圃三反分のお金で英国製のトライアンフを買って乗ったときには、家族に反対され周囲の人達に文句をいわれましたが、宇治吉翁はそれまでの何倍も繭を買い集めたそうです。

食物は何でも食べるけど、うまいものから食べることにされています。一日二食主義で、野菜や果物よりも魚や肉をよく食べられ、肉なら一回に二〇〇～三〇〇グラム、ウナギは二匹は召し上るそうです。アルコールは好きではないが強く、白寿の祝で一日二〇〇人のお客さんを二日間招待されたが、そのときは誰れの盃もことわらずいただかれたそうです。

四十二歳のとき、胃を悪くして入院したこ

とがあるが、医者は消化剤をくれるだけでいっこうに効果がなく、そのとき、アメリカのフレッチャーと言う人が書いた本を読むと、「私は胃の病気のために胃薬五万ドル分を飲んだけれど治らなかったが、食物を八〇回かんだら二カ月で完治した」と書いてあり、病気は薬や医者が治してくれるものではなく、自分で治すものだと考え方を変えたそうです。そして食物を六〇回以上かむようにしたら胃潰瘍・十二指腸潰瘍は治り、病気とは無縁になったそうです。百二歳の今も宇治吉翁は愛用の単車をとばして散髪へ行かれます。

九十八歳で免許更新した宇治吉翁は、理性と勇気と努力で密度の濃い百二年間を築いてこられました。三代目社長は次男の雄次郎さん、嫁の昭子さんは元・体操とスキーの国体選手。九州大学、九州工業大学や東京大学卒業の息子さんや優秀で優しい孫たちも宇治吉翁の元気の糧になっているようです。

㉑ 長寿の秘訣は心の安定と好奇心よ！

――南半球のアンドリュースさんとブラウンさん達――

赤道をはさんで日本の反対側にあるニュージーランドは、年間を通じて温暖な気候に恵まれています。当然のことながら南半球の国は、日本とは季節が正反対になるから七～八月が冬。私がホームステイした温泉町ロトルアは朝晩は五度ぐらいになることもありますが、昼間は当地の冬で関西の春ぐらいの陽気です。

先住民マオリ族もイギリス系もドイツ系の人たちも、自然と人の気持を大切に暮らしています。

カンタベリア養老院はホテルのようで、健康体操の指導をした私たちとは、とても初めての出会いとは思えないほど親しくなりました。元幼稚園の先生だったエドナ・アンドリユースさんは、「また日本へ行ってみたい！　私はまだ九十一歳で元気だから、魚、フルーツサラダ、アイスクリーム、ニンジン、ホウレン草などを沢山料理して、皆さんに召し上ってもらっています」と言われ、ボランティア活動は自分の健康づくりと心の栄養に

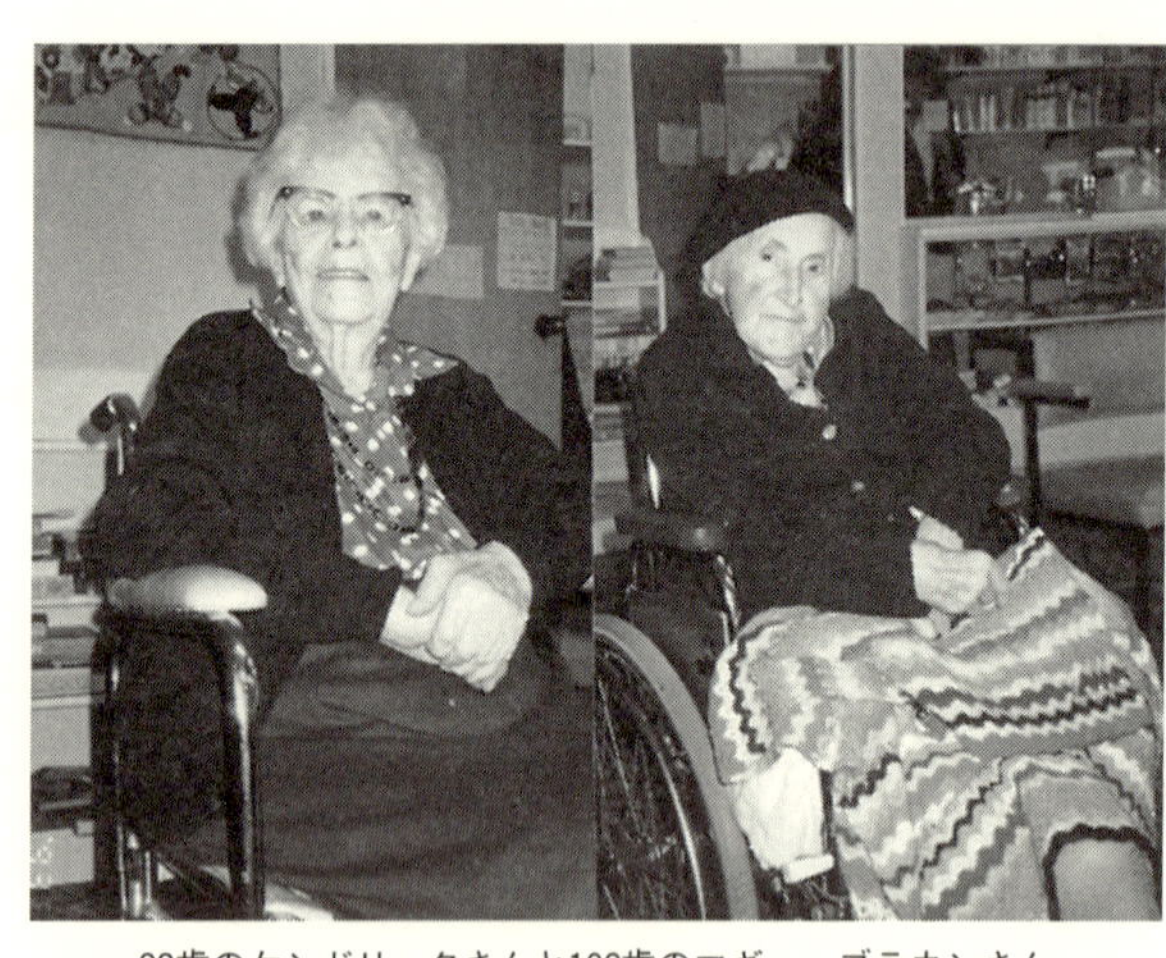

99歳のケンドリックさんと102歳のマギー・ブラウンさん

なると考えておられます。

九十九歳のケンドリックさんは、「私はマギーさんより三つ歳下だけど、十六歳で結婚したから、マギーさんより三十九年も結婚生活は長いのよ」と自慢していました。笑顔でも優しい気持でも何でもよいから、他人に喜んでもらえるものをもっている人、自分に誇りや自慢できるものをもっている人が幸せということのようでした。

昔、保健婦だった百二歳のマギー・ブラウンさんは、三十九歳で初婚、四十二歳で初産だったから、立派な㊂です。「私は、四十二歳で産んだ娘が定年退職になるまで生きるなんて考えたこともなかったわ。私はこの町で多くの老人のお世話をしてきたけれど、ボケ防止には、好奇心と思索、そして楽しみや喜びをつくりつづけることが大切よ」と言われました。健康法と長寿の秘訣は、どこでもナンバーワンよりオンリーワン。百二歳のマギー・ブラウンさんも証言していました。

㉒ 六人姉妹あわせて五百四十八歳

――こうありたい老後の生活――

現在、百四歳、九十六歳、九十二歳、八十九歳、（八十六歳）、八十一歳姉妹のうち五人が元気で毎日女学生みたいな笑い声のたえない暮らしをしておられる姉妹を紹介しましょう。

長崎市の西方およそ一〇〇キロメートルの東シナ海に浮かぶ福江島は、大小一四〇あまりの島々からなる五島列配の南にあります。黒潮の影響をうけたこの島には、アコウの木、ヘゴ、ビローなどが自生しており、私が姉妹を訪ねた一九九四年三月中旬には、もう晩春か初夏の陽気でした。

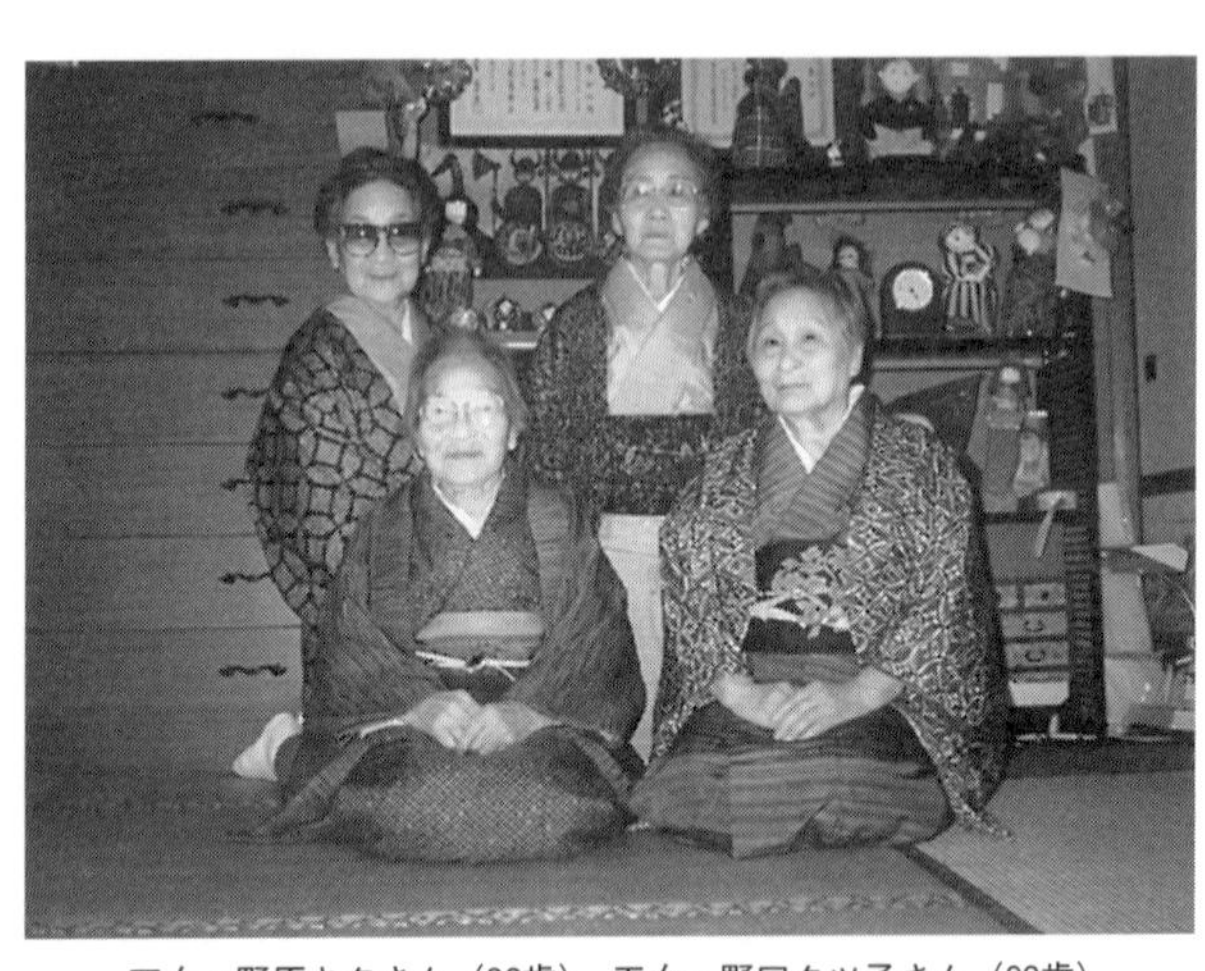

四女・野原キクさん（92歳），五女・野口タツ子さん（89歳）
長女・菅サルさん（104歳），三女・山本チヨさん（96歳）

ホマーテ火山から噴火した溶岩が流れ込んでできた無数の溺れ谷と海岸線、紺碧の海は住民と他所人（よそびと）の心をなごませてくれました。

ここには縄文・弥生時代の遺跡も多く、北路をとっていたころの遣唐船が寄港した福江島の玉之浦町には、西の高野と呼ばれる大宝寺があります。

福江島の大荒町に住んでいる**菅サル**さん（長女百四歳）、**山本チヨ**さん（三女九十六歳）、**野原キク**さん（四女九十二歳）、**野口タツ子**さん（五女八十九歳）、**平山イサ子**さん（六女八十一歳＝埼玉在住）、故**伊東フク**さん（次女八十六歳で死亡）の六人姉妹は、老後の充実した生活を満喫しておいでになります。

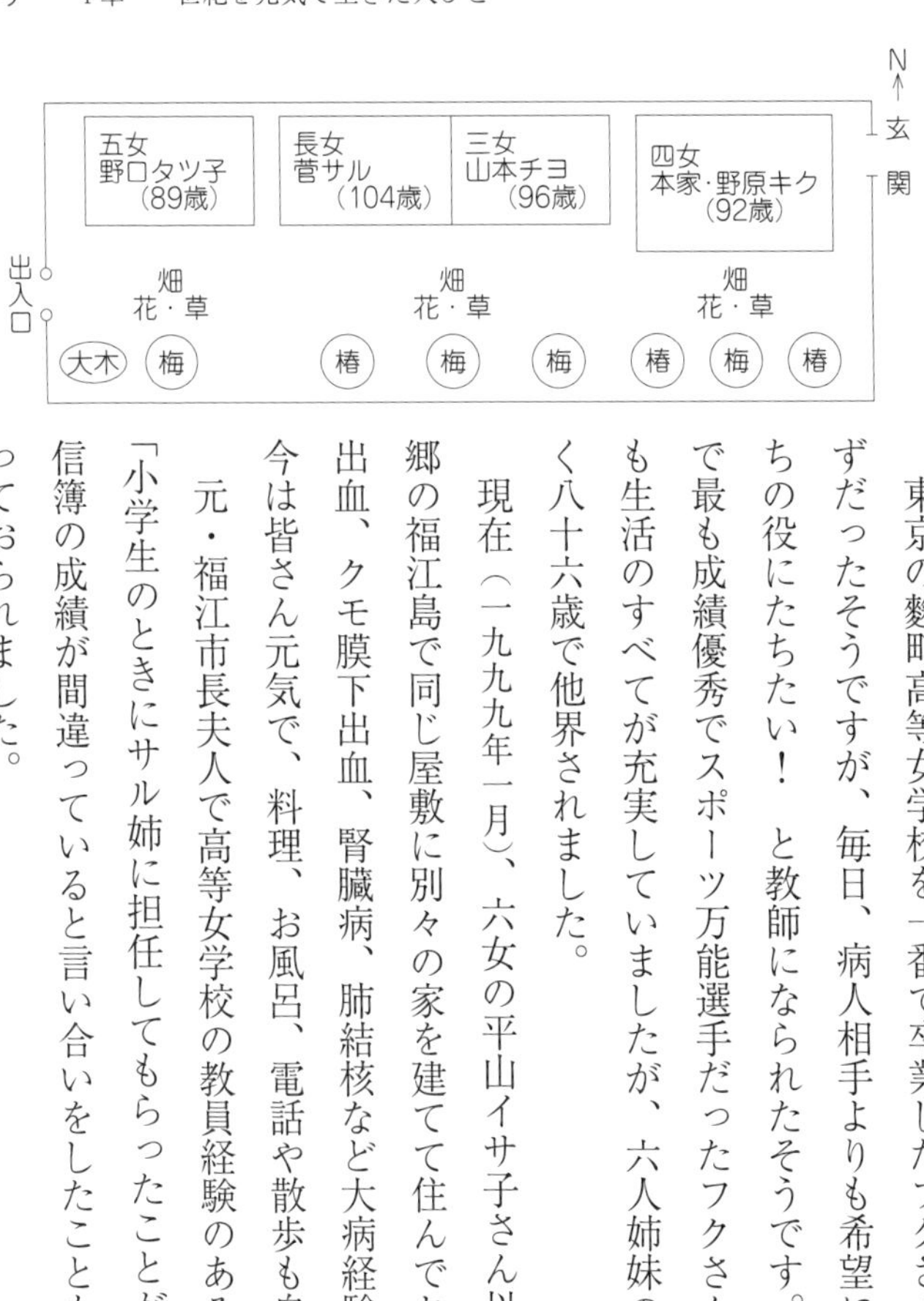

東京の麴町高等女学校を一番で卒業したフクさんは女医になるはずだったそうですが、毎日、病人相手よりも希望にみちた子どもたちの役にたちたい！　と教師になられたそうです。六人姉妹のなかで最も成績優秀でスポーツ万能選手だったフクさんは、仕事も遊びも生活のすべてが充実していましたが、六人姉妹のなかでは最も早く八十六歳で他界されました。

現在(一九九九年一月)、六女の平山イサ子さん以外は、生まれ故郷の福江島で同じ屋敷に別々の家を建てて住んでおられます。脳内出血、クモ膜下出血、腎臓病、肺結核など大病経験者三人を含めて今は皆さん元気で、料理、お風呂、電話や散歩も自由自在です。

元・福江市長夫人で高等女学校の教員経験のある三女チヨさんは、「小学生のときにサル姉に担任してもらったことがあるが、私の通信簿の成績が間違っていると言い合いをしたこともあります」と笑っておられました。

父・野口惣八（九十九歳で死亡）、母・ツル（九十二歳で死亡）の長女として明治二十六年五月二日、福江島で生まれた長女**菅サル**さんは、五島で三つの小学校に勤務したのち、補習学校の裁縫の先生になられましたが、結婚後は専業主婦として働かれました。

サルさんは生まれつき健康に恵まれましたが性格はおとなしくて、いつも次女の**フク**さんにやりこめられ両親に応援してもらっていたそうです。「妹のフクは走っては村で一番、島全体でも一番、東京の高等女学校へ行ってからも勉強もずっと一番だったけれど、私は妹に勝ちたいと思ったことはなかった。」人形、手まりつくりなどが好きで、百歳すぎても作っていますとのことです。「親の死以外に悲しかったことは思い出しません。いつも楽しかった。人間は真面目にコツコツやっていれば暮らしはどうにかなります。金銭のことは気になりません」と言われています。

三女**チヨ**さんの趣味は、俳句、読書、あみもの、お茶と旅行。自分の子どもがいないせいもあって、日本各地を旅行して、いよいよ海外旅行をしようというときになってクモ膜下出血で入院されました。それは七十歳のときだったそうです。早寝早起きで社交的なチヨさんは、隣近所をはじめ人の心と交際を大切に生きてこられたそうです。「東京も宮崎も長崎も暮らした所は、どこも良かったけれど、やっぱり生まれ故郷の福江島に帰りたかった。九十六年間で最も嬉しかったことは、両親が東京の学校へ進学させてくれたこと、主人が福江市長に当選させていただいたこと」だそうです。

四女の**野原キク**さんは、おとなしい性格で運動嫌いです。特に跳箱運動は嫌いだったので小学校教員のときも体育の時間には、子どもたちを貝掘りやグミの実ちぎりにつれていき、そうでないときは体育を国語の時間に替えたそうです。キクさんは七十歳のときに脳梗塞になり二カ月あまり入院されました。それが治ってからは活発になり、特に市の婦人会長になってからは他府県へも飛びまわり、九十二歳のキクさんは今も現役の婦人会長として、東京や仙台へもひとりで出かけられています。四〇〇字原稿用紙八〇枚あまりにまとめられたキクさんの文章を読ませていただいた夜、私は九十九歳で亡くなられた父・惣八さんと九十二歳で亡くなられた母・ツルさんに対するキクさんの感謝の気持がジンジンと伝わってきて眠れませんでした。「妹タツ子の次男・宗八もその嫁や孫達もよくしてくれるので言うことはありません。養子にもらっている六女**イサ子**の子ども夫婦も定年を迎えたら、五島に帰ってくるから安心せよと言ってくれますが、私はその気持だけで十分、毎日幸せをかみしめています」とのことでした。

神戸で高校の体育教師をしていた五女野口タツ子さんは、肺結核が治ったのち、小学校教員だった人と結婚して三人の子どもを産みました。

若いときに肺結核になり、お産のあとはリンパ腺炎で苦しみ、八十歳近くになって胆のう炎の手術をされました。その間、他にもいろいろ病気をされましたので、病気の卸問屋といわれているそうですが今は達者でおられます。タツ子さんは、神経質な性格で朝早く目が覚めるとその後はなかなか眠れないといわれます。銀行員の長男、設計事務所経営の次男、そしてスイス人と結婚して、今はタンザニアの大使館に勤めているひとり娘や孫たちに会えるのが何よりの楽しみだそうです。

六人姉妹は、互いに性格は異なるし、長い間それぞれに別々の生活をしてきたので、住居も生計も別々の方がいいということでそのようにされたそうです。

近点距離を保たないと物の形も色もわからなくなるように、兄弟姉妹も心身共に〝距離〟がないと自由とプライバシーが保てないようです。手芸とキビナゴなど魚料理が得意な長女サルさん、社交的な三女のチヨさん、世話役の四女キクさん、よく気がつく五女のタツ子さんたちの会話を伺っていますと、過度の欲、怒り、愚痴がなく、互いに対する思いやり、感謝と笑いに満ちていることが分かります。一九九八年三月にはキク先生のお話をきくために五人のゼミ学生と新築のお家を訪ねました。福江島の春とキク先生姉妹の暮しは幸せそのもので老後は私たちもこうありたい！　老後は楽しい百歳人の証言の数々とご親切が身にしみました。

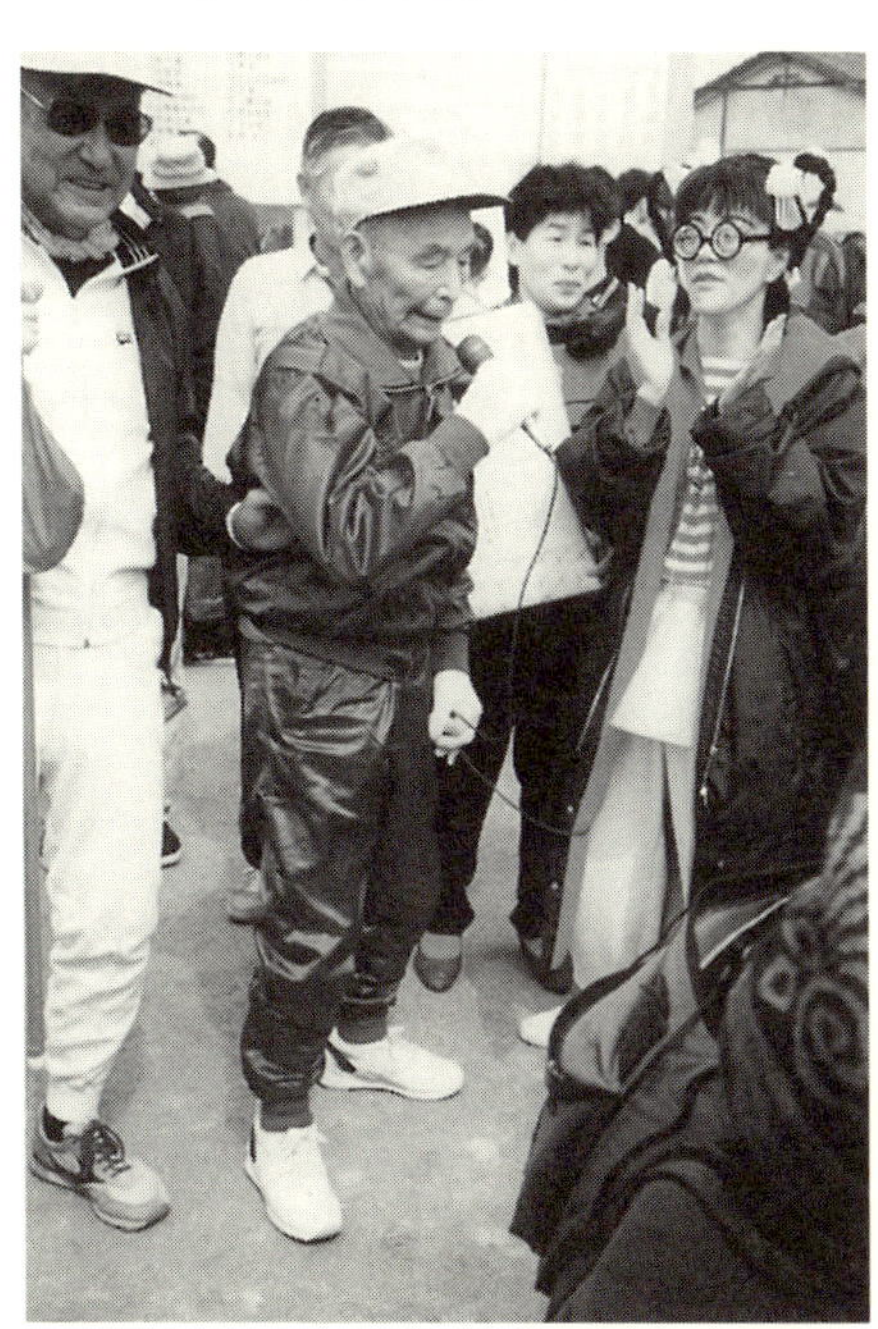

天草パールマラソンに24年間連続出場の奥山寅一（おくやまとらいち）さん（105歳），筆者も一緒に伴走．

5章 健康づくり、生甲斐づくりに手遅れはない

① 七十歳で水泳を始め、九十歳で日本記録（東京）

明治三十二年一月一日、長野県生まれの神津恭二郎さんは、十四歳でひとり上京し陸軍幼年学校に入学、その後、職業軍人として軍隊一筋の人生でしたが四十五歳で終戦を迎え、それまでのすべてを失いました。精神的支えを失い敗戦のどさくさの中で、「これではなるまいと発奮して第二の人生を築こうと新しいスタートを切った」とおっしゃる恭二郎さんは六十歳で大学の夜間部へ五年間通い高校教員免許状（理科）を修得、教壇に立ちながら、退職後の準備を始め、七十歳で水泳と囲碁を始めました。

「退職したからといって、することがなく退屈するようでは、もう人生は終りだと思って始めたのが水泳と囲碁でした」それまでまったく泳ぐことのできなかった恭二郎さんは、七十歳でバタ足の練習から始めて平泳ぎの練習に入り、八十歳でクロールに挑戦しました。そして九十歳の時には、マスターズ九十歳以上の平泳ぎで日本記録（一分一秒七）を樹立し今度は九十歳で背泳ぎの練習を始めました。

七十歳で水泳の練習を始め、九十二歳の現在は、毎週三回スイミングスクールで、平泳ぎ・クロール・背泳ぎを楽しんでおられる恭二郎さんは、次のように書いておられます。

泳ぎの爽快　游々漫歩　最後の全力
囲碁の妙味　一手一手最善を尽し
これよりは　悠々自適　日日好日
百歳への人生を歩みつづけん

② 高齢者ヘルシーボーリングクラブ（京都）

京都スターレーンで、毎月一〇～二四回、メンバーの平均が一一回／月ボーリングを楽しんでおられる高齢者のヘルシークラブの人達三〇人は、健康に良い、友達ができて張りがある、ストレス解消に役立つ、何よりも肩こりがなくなり指圧も不要になって喜んでいる。

ボーリングの平均得点二一六・八はプロも顔負けで、明るいメンバーの動きをみていますと、健康づくりのスポーツに素質や年齢は無関係ということが解ります。

③ 八十二歳でサーファー（静岡）

静岡県寿町で奥さん（七十歳）と二人で田中商店を営む田中広重さんは、「毎朝天気情報を聴きながら天気の良い日は、じっとしておれない」とおっしゃいます。

七十歳でウインドサーフィンを始めた広重さんは、八十二歳の今でも週三日以上は車を走らせて海岸へ行き、快適にサーフィンを楽しんでいます。「天気情報を聴くことと朝御飯は欠かしたことがありません。良い風が吹くことが解るとお店は本日休業にして海へ出ます。おかげでここ十年くらいは風邪も引いたことがありません。こんなに楽しいスポーツは百歳ぐらいまで続けたい」鼻歌まじりで口笛を吹きながら車を走らせマリンスポーツを満喫しておられる広重さん（八十二歳）の筋肉は壮年、心は十代の青年といえましょう。

④ 八十四歳で富士登山（新潟ほか）

上野寛治さん（八十四歳）が世話役をしておられる富士山高齢者登拝者グループの入会資格は七十歳以上です。

現在、会員の最高齢者は百二歳で、毎年会員で富士山の頂上まで登った人達の中から、頂上での記帳を基にして、年齢順にその年の横綱・大関・関脇・小結・前頭・……が決められます。

「ロッコンショージョー・コーリヤサー、ヨーイヤサー！」と一歩一歩自分のペースで七合目（二七〇〇メートル）から頂上をめざして登っている八十四歳の寛治さん達の姿には、年齢よりも鍛練、理屈よりも実践と継続の大切さが感じられます。

「登る時は誰でも苦しい、降りる時は膝がわれるようだ、でも自分の力で頂上をきわめた時は、やった!! と思い何ともいえない」

八十歳の若さでは、前頭でなかなか三役にはなれませんが、無事に下山、帰宅された時の満足感は、また新しい明日のエネルギー源になっています。

⑤ 七十歳で胃癌を克服した八十一歳のスキーヤー（東京）

五十五歳でスキーを始めた山田享さん（八十一歳）は、三年間でスキーの指導員資格をとった天才的スキーヤー。六十三歳以降はマスターズで数々の優勝を飾っておられますが、スキーのオフシーズンになると、家の中でも一日中スキー靴をはいてトレーニングしています。廊下や畳をスキー靴で傷つけないように靴の底には厚手の布をまいてはありますが、おコタにはいる時も、トイレへ行く時もスキー靴をはいたまま、「靴を身体の一部分にしたい、スキーは何歳になってもできるスポーツで、自然に親しみながらこんなに楽しめるものはない」シーズンオフには、一日中スキー靴をはいて家の中を歩きまわり、シーズン中は、ゲレンデの青春を謳歌している八十一歳の享さんに、奥さんと娘さんは諦めたり、応援したりしています。

⑥ 全国最高齢者八十二歳の女性ダイバー（大阪）

京都の大学時代はボートの選手だった御主人の看病を十年余りして、一周忌もすませてから大阪市北区のオキシー阪急で水泳教室にはいった平瀬ツネさん。七十五歳でバタ足から始めて背泳ぎもできるようになったとき（昭和六十年）からスキューバダイビングを始めました。「別に動機というほどのものはなかったけれど、水泳の先生がいい人で、徹底的にお世話してくださいます。せがれも関学でスポーツ選手でしたし私も何でもしてみたい！　チャレンジ精神といいますか好奇心でスキューバダイビングを始めたようなものです。グアムはマリンクラブの人が米人ですし、奄美大島の海は開発されていなくて、もぐってみると京都の天竜寺のお庭のようにきれい、それにダイビングの男性の方は、皆さん御親切で二〇キログラムのボンベを背負って海中にはいる時も何の不安もありません」

最深二六メートルももぐった八十二歳のツネさんは、体が柔かい人魚のようです。

⑦ 子育て終わって今卓球、九十一歳現役選手（東京）

八十二歳で魚の行商を続けている女性、八十四歳のミゼットおばあさんなど、あたたかくて強い日本のおかあさんは各県においでになりますが、松尾寿鶴さん（九十一歳）は、子育てが終った六十歳から登山やスキーなどのスポーツを始め、七十四歳からは卓球を始め、現在は九十一歳の現役選手です。

リュックサックにスニーカー姿で、デンマークなど海外まで卓球の試合に出かける寿鶴さんは、ユニフォームも脚も若者で、「シワのない脚が顔とかわっていれば、なお嬉しい」とユーモアと好奇心いっぱいの寿鶴さんの動きは、とてもとても九十一歳とは思えません。

全国ベテランオープン卓球大会は、八十歳代までのクラスしかないので八十四歳の千葉さんと対戦しましたが、なかなかの名勝負でした。

ヨーロッパなど海外遠征三回を初め国内の各大会で得た優勝カップや楯は最近のものが多く、「これも私の生き甲斐だから卓球の試合は死ぬまで続けます」と張切っています。

⑧　はつらつピンポン八十二歳（島根）

「主人が亡くなり六十七歳で卓球を始めました」とおっしゃる諏訪部綾子さんは、独り暮しでテレビのスポーツ観戦も大好きです。

「真剣に勝負するプロレスや相撲の観戦も楽しみです」とおっしゃる綾子さんは、女学校時代にしていたテニスのせいで守り型の卓球です。

「寝巻着にはトレーニングパンツが最高、それは次の朝寝坊しても、そのままの姿ですぐ出ていけます」時には、朝食もとらずに卓球の練習に出かける綾子さんは、姪の橋本きよみさん（六十六歳）や十七歳の高校生を相手に、ここちよい汗をかきます。

婦人会などの講演会で、〝心豊かに生きる〟では、勉強せよ、仲間をもて、自分の目標を大切にして推測で他人を計るな！　とさとします。

「身長一五〇センチメートル、胸囲九二センチメートル、胴囲八〇センチメートル、ヒップ九四センチメートルの私は、ずんぐりむっくりの八十二歳ですが、まだまだこの通り元気です」とユーモアたっぷりに婦人会の人達を笑わせます。

「六十七歳で始めた卓球がこうして十五年余りも続いているのは、若い人達が親切で周囲の思いやりがあったからです」

墨絵・釣・コーラス・朗読など趣味の多い綾子さんは、汗して得た喜びや楽しみを心の栄養にしておられるようです。

ベテラン卓球大会で、もらったカップや楯は七十歳をすぎてからのものばかりで、まさに高齢者の勲章です。

⑨ 早朝登山連続四十二年五カ月余（神戸）

昭和十一年に発足した神戸市民山の会で、雨の日も鼻風邪の日も、毎日欠かさず四十二年余り早朝登山を続けている高田耕治さん（九十一歳）を初め七〇〇人余りの登山会の人びとは元気そのもの、質屋さんで事務局長の耕治さんは「肺病を治すため、父につれられて六甲山に登ったのがきっかけ、おかげでこうやって九十一歳の今も商いさせてもらっています」夜は九時半就寝、朝は四時半起床、登山歴七十五年の耕治さんが四十二年五カ月余り一日も休まず早朝登山できたのは「質屋の商売を始めたころ胸を患ったことと七〇〇人余りの会員各位や家族のおかげ」とおっしゃっています。

自分にも周囲の人びとにも、胸の病気にさえ〝おかげさんで〟という受け止め方と気持が、登山歴七十五年の高田耕治さんに四十二年余りも健康登山を継続させているといえましょう。

会員七〇〇人余りのうち少ない日でも六〇〇人余りが毎日健康登山に参加しているその規則正しい生活や健康づくりを支えている感謝の気持、毎日新しい記録ができた喜びと満足感と、仲間の思いやりを大切にしたいものです。

⑩ 平均年齢七十三歳、若さ響くハーモニー（神戸）

五六人のメンバーの平均年齢が七十三歳という神戸市の老人ホーム「神戸ゆうゆうの里」のコーラスグループが十四年目を迎えています。

軍歌しか知らなかった年代の人達が老人ホームのクラブ活動として歌い始めて十年、週一回の練習を積み重ねて今では立派な混声四部合唱ができるようになりマスターした曲も五〇曲をこえて、ストレス解消と老化防止に役立っているといいます。

平成四年五月十六日の神戸新聞によりますと、ホームの職員の方の協力でピアノと伴奏者を得て、ユニゾンから始め、徐々にパートを増しながら本格的な混声四部合唱に進んでいったそうです。

あたたかいホームの雰囲気の中で、男女が協力して真剣にとりくむ緊張感が若さとハーモニーをつくり出しているのでしょう。

人間は毎日、二万三〇〇〇回の呼吸をしておよそ一万八〇〇〇リットルの空気を食べています。呼気が長く深ければ深いほど多くの酸素をとることができます。

美しい空気をゆっくり多く摂れば血液がきれいになり気がおちつきます。

元気、やる気、いい気分の素が美しい空気ですからコーラスは、からだと心の栄養になります。

現在のメンバーは、六十五歳から八十五歳までの男女五六人ですが、練習後はコーラス談議に花が咲き、仲間づくりに役立っています。「歌は心の響きです。いつまでも新鮮さを失わず、週一回の練習が楽しい集いになれば満足です」泉本山次さん（七十歳）のおことばです。

6章 心の五大栄養素

1 一九九五年一月十七日、午前五時四十六分の大震災

かつて経験したことのないほどの有事で難儀したときに、真の人柄と組織の力が解かります。

熊本県御出身の故渡辺哲也さんが、九州電力㈱の社長に就任されたとき、急に親戚が増えて困られたそうです。

大江健三郎さんがノーベル賞作家になった途端、国は文化勲章を贈りたいと申し出、知

人や昔からの愛読者も増えたそうですが、その大部分は〝偽者〟でしょう。

相手が災難にあったり、病気したり、貧乏で困ってるときに、その人のために近づいてくる人があれば、それは〝本者〟でしょう。

阪神・淡路大震災では、関東大震災（大正十二年九月）の二倍強、死者六三四八人（一九九六年一月十二日現在）、倒損壊家屋約四二万棟が一瞬にして失われ、三万余名が一時に負傷しました。

私は、その被災者のひとりとして、人間の本質と弱点と自然の力の大きさを知らされた気がします。

その1　大自然には、人間の力では計り知れないことが多くあります。この度の大震災の結果もそのひとつでしょう。それを科学におぼれた人間の思いあがりで、一見客観的なデーターや数字を理屈におきかえて因果関係を割り出そうとしています。家・橋・高速道路などの強度や耐用年数を示す数字や計算は、あくまで架空のものであって当てにはなりません。

人間を対象にした医学や教育界のことでさえ近代科学や学問で解決されている領域は僅

か一〇パーセントにも達していないのに、自然現象とその力を理解しているなどと思うのは、もってのほかだと痛感しました。

その2　私の場合、普段通りに五時ごろ起床していて六時二十分ごろまで書斎で書きものをしていたとしたら、間違いなく〝出血多量〟で死んでいたと思われます。書斎の三方のガラスが破れて、机上や畳に突き刺さってるのをみて、ぞっとしました。読書家で本棚の下敷きになって亡くなった人、両方のタンスが倒れてきたがそのすき間で助かった方、鉄骨コンクリートのロイヤルマンションが挫屈し三〜四階の床が落ちて多くの方が即死状態だったのに、その隣りのプレハブは無傷のまま。私のように、前夜も十時前には寝たのに、地震の朝に限って寝坊していて、とんできた大きい洋服ダンスの観音扉が全開してタンスの空間に顔の部分がすっぽり入って無傷で助かった者など、奇跡と幸運がいくつも重なったとしか思えないことが沢山ありました。

その3　倒壊した家から出るのも怖かったのですが何十回と続く大きい余震も不安でした。電柱が、じわぁっと倒れ、ガスの臭いがして助けを求める声が聞こえ、不安と恐怖心が膝を震えさせました。

その日の午前中に、芦屋市立体育館は死体でいっぱいになり、転々とした避難所で困ったのは、トイレと水と各人の身勝手でした。消防車、パトカー、ヘリコプターが、轟音をたてて動きまわるなか、火が迫り助けを求める悲鳴が聞こえるのにレスキュー隊も自衛隊も、いっこうにきてくれません。私はパジャマのうえから着物をきてさらにそのうえから厚手の皮のコートをはおり、つっかけで芦屋消防署へ走っていきました。

道路を飛びこえて大きい家が倒れており下敷になってる人の声が聞えるので、カワラを除けて助けようとしたのですが、余震が続き、その度に倒壊している家の破損が大きくなります。消防署に署員がいない、市役所の扉も閉ったまま、不安と恐怖とあせりのなかで、避難所を転々としました。

その間も各人の体内時計は確実に進み、トイレがあふれます。一家族に一個のおにぎりも、出先が詰っていることを思うと食べるわけにはいきません。空腹なのに飲食できないのは難儀の極みでした。

人間は老化したり、極度に疲れたりしますと、〝心のクセ〟わがままが顕著になります。八五パーセントぐらいの人が寒い！　といっているのに、「わたしは暑い、窓を開けてくれ！」には、その人以外すべての人が困りました。避難所は人間だけでも狭いのに、犬・猫をつれてきている人があり、異様な声で鳴きます。避難所生活も時間がたつほど、各人の要求が様変わりして、人間関係がネジレてきました。

その4　民間が先、行政は後手ゴテ、企業は卒先、学校はダメ。もともと勤務時間と給料の範囲内でしか働いたことのない人に、サービスとかボランティア精神を期待するのが無理なようです。有事のときにこそ、日頃の取り組みの成果とリーダーの力の差がでます。信念・企画力・判断力・指導力や実践力は日常活動で育くまれ、誠意で発揮されます。三菱地所㈱の社員、川崎重工㈱のマンションの管理人、大学生をはじめ若者のボランティアには頭が下りました。イヤリングをはめ、髪を茶色に染め、女と車だけが彼らの生活のすべてかと思っていた自分の間違いを恥ずかしく、かつ申し訳なく思いました。

組織や団体で、係長になっている人は、五〇パーセント以上を他人のために尽さなければなりません。ましてや、それ以上の〝長〟は、われを忘れて他のために尽くすべきなどとはいいませんが、各組織の最高責任者は、持てる力のほとんどを〝公〟のために発揮しないと危機管理、災害救助はできません。その気も力もない、統率力や実践力もないのに肩書きだけにしがみついてる人があるとすれば、それこそ〝公害〟〝老害〟です。震災・救助活動のなかで、人は地位や姿形だけで判断してはいけないと改めて思い知らされました。

広域暴力団山口組の組織力と行動力は、おおくの被災者を救いました。また、医師（野村佳成博士・橋本昇博士）、看護師（白金正子）、薬剤師（前北美和・医療助手、森川晴夫氏）で構成された野村佳成医療班のボランティア活動には芦屋市内の九カ所の避難民がおおいに助けられました。医薬品は勿論のこと、寝袋、おにぎり、カンパン、水など持参で芦屋市立体育館に泊り込みで医療活動に熱中しておられる姿に心うたれた方々がどんなに多かったことか。ありがたいことでした。美しい行動でした。

弱者の立場で誠意を尽くす若者、お年寄に親切だった組員、不眠不休の自衛隊員と医療班、外国の人たちすべての方々に感謝の気持がこみあげてきました。

その5　動物たちは知っていました。地震の前日から家の近くの野良猫たちが一匹もいなくなりました。家ネズミがいなくなったから猫たちがいなくなったのではありません。

北淡町では、地震の前日に鯛が大漁でした。こんな例は、いくつもあります。思いあがった人間様よりも、すぐれた能力をもった野生動物はクジラやイルカだけではありません。蜂・鰻（うなぎ）・鳩・蟻など数えあげればきりがありません。

日本の地質学者は震災のあとで理屈をつけています。そして言いわけをしますが、そんなことでは、〝間〟にあいません。〝間〟が抜けたことを言っても災害防止には役立ちません。

村山総理、大阪府知事も被災者とは、感覚や取り組みがズレていましたが、それは仕方のないことでしょう。立場が異なり被災していない人に被災者の気持や実態にフィットせよ！　と思う方が無理なようです。

震災後、三日目には、日本より西側にある国、スイス、ドイツ、デンマークの知人から私あて見舞状が届き、さらに四日目にはインドネシヤのスラバヤと中国のハルビンや成都から、ＨＯＫＡＺＯＮＯ！　大丈夫かと問合せがありました。百四歳の菅サルさん（長崎県五島）姉妹、北海道のフィジカルカルチャー（福澤禎子代表）の皆さんをはじめ多くの方々からも救援物資と励ましをいただきました。

全国各地から被災地にかけつけていただきました方々、激励していただいた皆さんは、かつての被災者か、心あたたかい知人とボランティアの若者たちでした。

今里君や山平君など親切な方々のおかげで、四月十日にはトタン屋根ができ、震災後百日目には、自宅のお風呂に入れるようになりました。

トタン屋根は雨が降ると屋上オーケストラになり、夏は無料サウナになりますが、わが家は落ち着きます。百二十日がすぎて、ほっとしたせいか下腹部と両肩あたりから、元気の〝気〟がスーッと抜けていき、解体工事やガレキの山、サラ地に飾られた一輪の花や線香を見るたびに、心が疼きました。大阪に避難させていただいておりました五十二日間、連日リュックを背負い三〇キロメートルあまりを歩き、九カ所の避難所巡りをせずにはおれなかった疲れが〝今〟出ているのかなあ？　と思ったのは震災後六カ月すぎた頃からでした。

阪神・淡路大震災の被災地で暮らす者としては、これまで以上に自分の仕事に打ち込むか、知人友人と心を開いて語りあうか、できる人は月に一回以上被災地を離れて、心のケアに費やしたいと思います。

あれから満一年たった翌年の一月十六日の夜も眠れませんでした。小さい物音にも不安がつのり恐怖に満ちていました。誰れも口には出さないけれど放映される地震関係のテレビは見たくなかった。それでいて、これだけは保存用として録画しておくべきだ！　と思う複雑な気持が今も続いています。

あれから満四年たった一九九九年二月には、やっと再建できた新しい自宅で、当時被災者の多くを助けて頂いた野村佳成医師御夫妻と語りつつ改めて深く感謝の気持がわいてきました。更に十年後、誠実な野村医師には私の前立腺ガンを発見していただき、私が入院した大阪府立成人病センターの方がたには入院時は至れり尽せりの医療で助けていただきました。

ガンを根治するためには、⑴早期発見、⑵高度先進医療、⑶医療従事者の技能、⑷思いやりの対応が必要不可欠ですが、それにも増して大切なのは手遅れにならないように一人ひとりが心がけること。意欲・知力・努力することのようです。

2　心の五大栄養素

①　楽しみ・喜び（pleasure・joy）

阪神の野球チームを応援するといいながらそのゲームと雰囲気を楽しんでいる人、アフターファイブの開放感とデートを心待ちにしている人、好きな人と好きなものを飲食している時や海外旅行を楽しんでいる時には、心が生き生きしています。

子ども達も、自由に好きなことをしている時には、それが勉強であろうと遊びであろうと活動が積極的であり生き生きとしています。大人にとっても子ども達にとっても遊びは心のガス抜きであり、〝心〟の大事な栄養素です。

喜びは、音楽会・展覧会・勉強会などで教養を高めたり、時間のたつのも忘れて自分の趣味に打ち込んだり、好きなスポーツをした後に感じられる満足感といえます。

楽しみは感覚的、一時的で逓減的なのに対し喜びは精神的、持続的で逓増的です。

レジャーにも日々の生活をエンジョイするためにも、時間とお金がかかりますが、それよりも大切なのは、あなたの健康と体力です。

若い時には、体力が心を引っぱっていってくれますが、実年以降はそういきません。心があなたの健康を左右し、豊かな暮しの礎になります。

楽しみや喜びをこれまで以上に大切にして、安らぎと感動でメリハリのある生活にしたいものです。

② 新しい情報（information news）

平和・自由・豊かな現代日本では、毎日二〇〇万語に及ぶ新しい情報が得られます。世界一を誇る日刊新聞の普及率（五六六人／一〇〇〇人）、毎日新しく刊行される図書（一三〇冊／日）、映画、放送受信機数（ラジオ八六三台／一〇〇〇人、テレビ五八七台／一〇〇〇人）などをみても、私達は新しい世界の情報に恵まれています。

私が訪問した長寿者（百歳以上）の方々の九〇パーセント以上はテレビで時代の流れと

世界のニュースが解り、時代劇と相撲が楽しみを与えてくれると喜んでおられます。目からは色・型・大きさなど情報量の約九〇パーセントが入ってくるといわれますが、話七パーセント、表情・手ぶりや顔色で伝わるもの五五パーセント、声の響きや雰囲気で解るのが三八パーセントともいわれています。

国際化が進むわが国で、外国の人と意志疎通を図ろうと思ったら、英語・独語・中国語などが解らなくても、互いに相手を理解しようと思う心さえあればボディーランゲージで半分以上は気持が通じます。それに声の響きや雰囲気で勘を働かせれば、相手の気持の九〇パーセント以上は解るはずです。しかし、概念的なことや正確なことは、正しく言葉が通じなければ理解したことにはならないばかりか風俗・習慣・法律などの異なる者同士の感じや推測だけでは大変な誤解を生むことになりますから言葉の勉強も必要になります。

学ぶということは、広い意味で相手を理解することであり自分を知ることでしょう。

そして、できるだけ新しいことにチャレンジしてみることです。このところ還暦をすぎてピアノのレッスンを始める女性、生涯セミナーに参加される男性、コーラスにとりくむ熟年が増えつつあります。知的好奇心と伴侶を大切に歴史の里を巡るなど、これらが心の栄養のひとつです。目を開いて耳をかたむけ、ものを考えて動いてみることです。情報は正しくキャッチし選択して活用すれば、心の栄養になります。

③ 友情・愛情（friendship・love）

毎年クリスマスになると、コスタ・リカ、フィンランド、ドイツや中国各地からカードが届きます。心のこもった年賀状もそうですが相手の都合や気持ちを思いやっていただく電話も、心の栄養になります。

私は若い娘（学生）達に、「あなた方は御両親の思いやりと経済的援助のおかげで、須磨の景勝地で四年間もキャンパス生活ができるわけですから、その間に一生病気をしないような体と生涯つきあえる友達をつくりなさいよ！」と強調しています。学問は、ひとりでもできますが、友達、ことに心友は二人以上の人が交流しないとできません。

金で買えない財産をつくるためには、一緒に汗をかき、涙を流す経験をして、寝食をともにすることでしょう。

学生にとっては、クラブの練習や合宿が友情を育み、家族や近隣では愛情を育てることになります。

モノやカネだけではありません。眼施・言辞施・心施・身施を感じた時に、〝心〟が元気になります。

④　好奇心（curiosity）

小学生では、国語や算数はできるけれど図工や体育が不得手な子どもに不登校が多く、給食や音楽が好きで友達が多い子に学校を嫌がる子どもはいません。

小説家、画家、彫刻家、作曲家、演奏家など頭を使って新しいものを作ったり表現したりする職業の人、ピアニスト、和裁の先生など手先を使って仕事をする人にはボケ老人はいないといいます。

指揮者のカラヤン（八十一歳）、ブルーノ・ワルター（八十六歳）、トスカニーニ（九十歳）など長命でボケなかった人達の多くは、きわめて好奇心が強く、インプットだけでなくアウトプットが多く、向上心が旺盛だったといえます。

心をつくる三つの要素は、知・情・意ですが、その活動の原動力が好奇心だといわれています。人間の脳は体重の二〜三パーセントですが、全身で使うエネルギーの一〇〜二〇パーセントは脳で消費しますから動かない人ほど頭を使うことです。

好奇心には、情報への飢えから生じる拡散的好奇心と知識が不十分なために起こる特殊的好奇心がありますが、新奇性、驚き、矛盾、困惑などは、拡散的好奇心から特殊的好奇心への移行の例といえます。

人間や高等動物は、もともと情報を求める存在であり、知識欲と知識は必然的に豊富になる傾向をもっています。

私達は、疲れている〝心〟を休め、持って生まれた好奇心と向上心を大切にして、さらに見てみよう、聞いてみよう、さわってみよう、ためしてみようというチャレンジ精神と行動力で、心身のフレッシュアップをしたいものです。

いくつになっても、問題意識と好奇心と探求心で、心を生き生きさせたいものです。

⑤ 銭（money）

老後で大切なものは、カラダ（健康）、ココロ（生き甲斐）、カネ（所得財産）といいますが、これからの年金は当てになりません。

日本では、欧米の何倍ものスピードで七十五歳以上のオールドオールドと、八十五歳以上のスパーオールドが増えています。超高齢化に伴って有病率と医療費が高くなっています。一九九六年現在、ボケ老人とオムツをはめて寝たきりになっている老人をあわせると一八〇万人余りでしたが、あと二～三年すれば要介護認定者数は四〇〇万人をオーバーすると予測されています。近い将来、要支援・要介護1～5の老人は四五〇万人を上まわるだろうといわれます。だから八年すれば、国民の四人に一人が老人になります。

今でさえ毎月食べるだけで、月平均七万円、年に八四万円が必要です。平均寿命まで生きたとして、六十歳定年後の十七～二十一年間に必要な食費だけで、一四二八万～一七六四万円が必要です。これに家賃や家の修理代・近所づきあいの交際費などを入れると、たとえ二十一年間一回も病気をしなかったとしても年金だけでは、どうしても不足します。

老後、必要最低限のものを食べているだけでは、人間として生きているとはいえないわけで、病気をすると暮しと幸せの土台が、たちどころにひっくりかえってしまいます。定年時に少なくとも一五〇〇万円は自由になる金が必要だといわれています。

昔から「銭は貯めて遣い、心は使って育め」といわれます。日本人の最高齢者であった泉重千代翁（百二十歳）が「私が一番好きなものは銭！」とおっしゃった時、私は強烈なショックを受けましたが、よくよく周囲を見たり考えたりしてみますと、なるほど銭は大切な心の栄養だと思われます。

現代社会は洋の東西を問わず、女性と銭で動いており、財政がいかに大切かが解ります。収入・支出、生きているお金は、心の大切な栄養素です。

7章 一少・四多・熟睡を！

1 少食

——腹八分胃の門限は八時半——

前章までに具体例をあげておきましたように長寿者の食生活もさまざまです。歳に〝ツ〟がつくまでは、嫌いなものでもできるだけ多くの種類の味を経験させておかねばなりません。若い時には曜日に関係なく夜食や祝盃を楽しむことで、人間関係と経験の幅を広げることも必要です。仕事や知識だけでは対人関係のビタミン剤が不足しますから、酒もカラオケも大いに結構ですが、暴飲過食は胃袋や肝臓を酷使していることを忘れてはなりません。

加齢とともに消化器系の機能も低下しますので実年以降は、特に飲食に気をつけましょう。

① 量をひかえめに好きなものから食べることです。良いものとは、好きなもので、見ただけで唾液・胃液・胆汁・膵液の分泌が促進される食物です。

② 自然なもので、旬のものを少しずつ毎日三十種類以上いただきましょう。二月や八月のイチゴ、三月や十月のキュウリやスイカなど季節はずれのものは、食物ではなくて餌だといいます。

③ 心の栄養になるもの、おフクロの料理には心がこもっていますが、ナイロンブクロのおかずには、ローダミンB1、メチルバイオレットなどの防腐剤が入っています。

④ カルシウムとビタミンをたっぷり摂取しましょう。

⑤ ヘルシーフードは、好み・相手・雰囲気で消化吸収の良し悪しが決まりますから、理屈より気持ちを優先させた方が良いようです。

男女とも平均寿命まで生きますと、一人でおよそトラック三〇台分を飲み食いすることになります。災いは口からともいいますから飲食物と言葉には気をつけたいものです。そして年中無休で働き、農薬に汚染された野菜・果物、薬漬で養殖されたハマチ・豚・牛・鶏などや暴飲過食に悲鳴をあげている胃腸と肝臓に週休一日を与えてください。

2　多　出

——心のわだかまり、汗・大・小・ガスなど体から出るものは、できるだけたくさん出すのが健康的——

朝からニコニコ笑える人、朝食前に一曲歌える人は心にわだかまりがなく、体に異常や病気がなくて、人間関係もスムーズにいっている人です。

人体にある能動汗腺を毎日一回開けば、腎臓・肝臓がフル回転して解毒した毒素の八～十倍が体外に排出されます。

仕事やスポーツで、ふた汗かいたあと風呂やサウナで、じっくり汗を出すのが最高です。

恥かいて冷や汗をかくのは、精神的にマイナスですから、ゆっくり運動を楽しみながら汗をかくとスッキリした気分になります。

動くのが好きでない人は、温泉気分で、ゆっくりお風呂で歌でも歌っておれば、腹から声が出て体調がよくなります。それもできない時には、深呼吸をすることです。

人間は一生で約四二トンのおしっこをしますが、大便は一日に一回と決まっていません。トイレには今朝いったけど、昼すぎに腹が張ってきた、しかし、これは明日の分ですといって我慢すると病気になります。

① 健康なウンコちゃんの見分け方

出ても形は崩れないけれど、水洗トイレの底にドボンと沈んでしまうのは、不気嫌なウンコです。水面に浮いているけれど、出た途端に形が崩れてしまうのは、胃腸の異常を知らせているウンコです。バナナみたいな色と形で、始めから終りまで、つながって出てきて、水洗トイレの中で浮いているのが健康なウンコちゃんです。

あなたの腸の中には、ラクトバチルス属の乳酸桿菌が一六種類、酵母菌が二四種類、大腸菌、ビフィズス菌などが、うようよしていて、栄養分を横取りしようと狙っています。一〇〇種類の腸内細菌やウィルスは、善玉と悪玉と日和見的細菌に分れますが、ストレス・加齢や他人の悪口を言っている時には、悪玉の細菌が増えます。

図表7-1　年齢とともに移り変わる腸内菌叢（模式図）

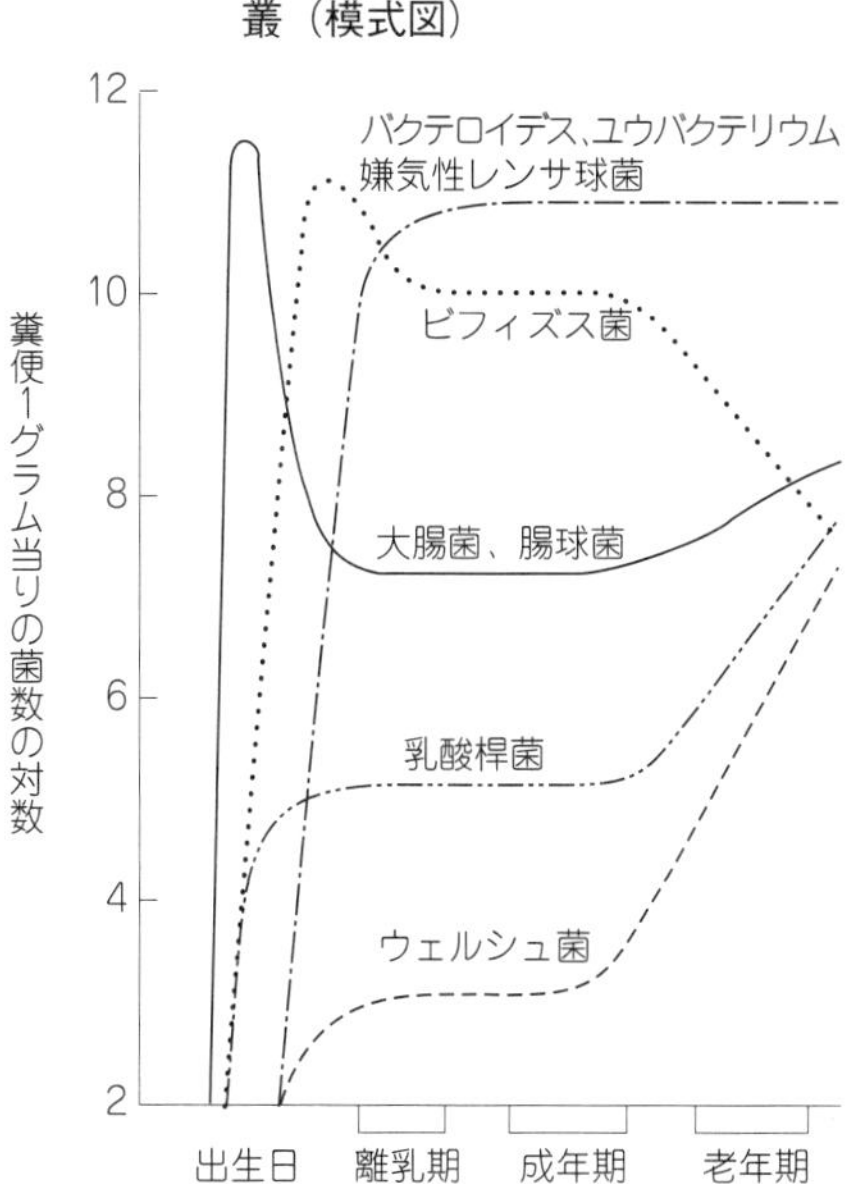

ウンコの健康状態は、その色・形・臭い・硬さ・量の五つで判断されますが、赤ちゃんのウンコに近い黄色のものは中心近くがアルカリ性で、壁の近くが中性、外側はPH4.5～5.5酸性です。茶かっ色のウンコはアルカリ性で、黒色のウンコは胃腸の内出血か細菌の死がいが多いことを表わしています。

ウンコには、こげた臭いと酸っぱ

い臭いと、ツーンと鼻を突くような臭いのするものがありますが、これは腸内菌の作る酢酸、プロピオン酸、酪酸によるもので、一般的に歳をとるほどウンコの臭いはきつくなります。

子どもも大人も、ウンコの量の約三分の一は腸内細菌の死がいです。イライラしたり、不安になったり、旅行したりすると便秘がちになったり下痢することがありますが、これは心の変化によって、善玉の乳酸菌が減って腸内細菌のバランスが崩れたことを示しています。腸内のウェルシュ菌、ブドー球菌、緑膿菌は悪玉菌の代表取締役で、ビフィズス菌は善玉菌の代表です（図表7-1参照）。

② 屁は遺伝する……へェー……そうかなぁ？

昔から人がいるところには、秘密とガスがあり、それは必ず漏れるといわれます。わが国では昔から「嫁の屁は五臓六腑を駆けめぐる。姑の屁、ここせんどと嫁笑う」といいます。昔の母親は他家へ嫁いだら〝人前で屁をこくな！〟と注意したわけですが、食物が変わったり、精神的に緊張したりすると腸内のガスは異常に発生するものです。その時に意識的に肛門を強く閉めていますと、追いつめられた屁は行き場がなくなり、死にもの狂いで動きまわっているわけです。こんなことは女子大生だけでなく、誰でも経験しているはずです。

現代のように、有害な加工食品に頼らざるを得ない食生活とストレスでは、ほとんどの人が悪臭の屁・便で、腸内の悪玉細菌が増えています。屁に含まれている酸素と窒素の大部分は口から吸い込まれたもので、これは臭いません。屁には炭酸ガスが混じっていますが、この供給源は腸内細菌と大腸自身ですがこれも臭いません。

屁が臭いのは、インドール、スカトール、アンモニア、揮発性アミン、揮発性脂肪酸です。あのいやな悪臭は、腸の中の悪玉菌が繁殖して、腐敗した毒素を発生しているからです。

〝屁をこいで恥と思うな屁は音の司なり、琴・三味線に臭いなし〟とか〝屁をこいで恥と思うな！　ブッという字は仏なり〟といわれるように、盲腸の手術後でなくても、屁が出ることは、まことにめでたいことです。

図表7-2　屁の発生メカニズム

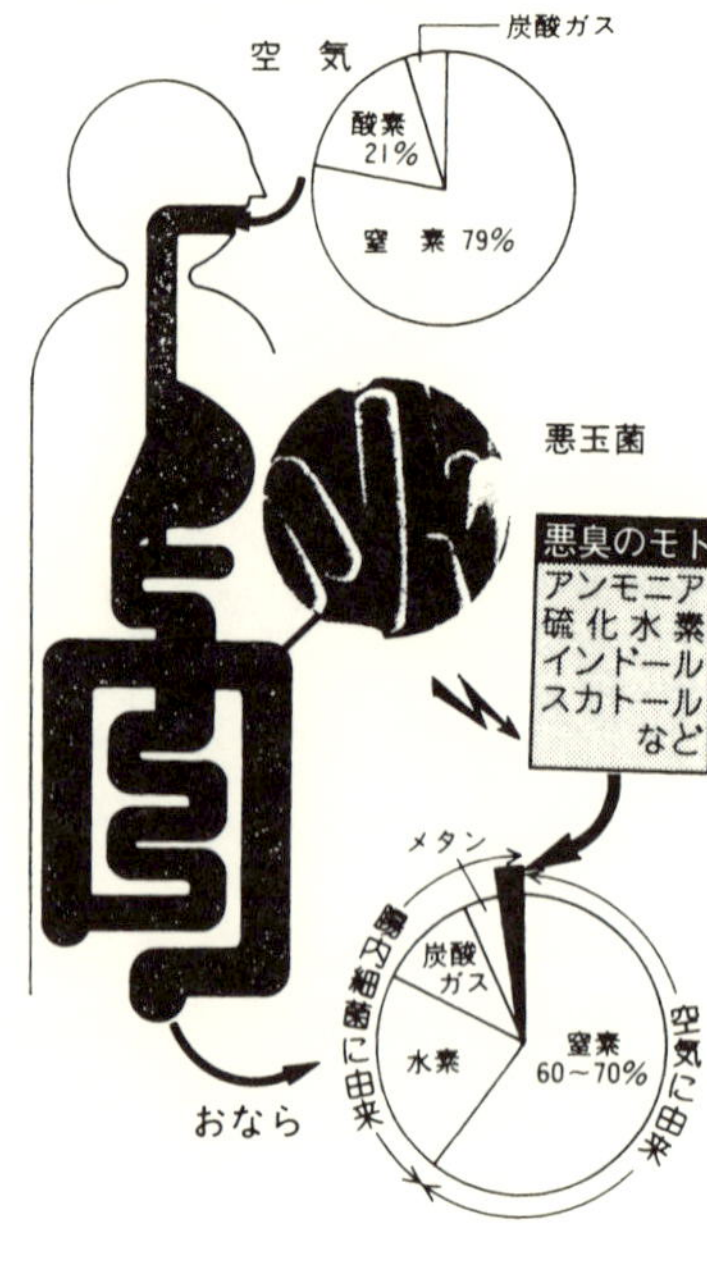

ミス神戸でもノーベル賞受賞者でも毎晩、三～四発、一生には二三万発余りの〝屁〟をこくわけですから、多発でも気にすることはありません。

また屁は、その音も臭いも親に似ることが解っており、これは歳をとるほど親そっくりになります。お金もガスも貯めすぎてはいけません。勇気でも知恵でも多く出すほど身のため世の中のためになります。

3　多　働

――側(はた)を楽にする動きで、健康づくりを――

脳は体重の二～三パーセントの重さしかないのに、その消費エネルギーは、体全体の一〇～二〇パーセントです。神経や頭をよく使う人は、エネルギーもカルシウムも割とたくさん使っていますが、健康のためには、筋肉や骨などにも運動の刺激を与えて全体としてバランスをとる必要があります。

体は四肢や背、腹、胴体など、前後、左右、上下を万べんなく働かせることによって、血流をよくして、神経の巧緻性を増すようにしましょう。手指を動かすと脳の刺激になり、ものをよく噛んだり、しゃべったりすると脳も若がえります。

健康と体力づくりのためには、ゆっくり深い呼吸で内臓を刺激し、歩いて脚腰を動かし、体操などで全身を動かすことです。少しずつでも、こつこつ続けることが力になります。

4 多忘

――気持の切替えで心の安定を――

煩悩に苦しんで、心のバランスを崩しかけている人、日々密度の濃い仕事をしている人ほど多忘が必要です。

お酒やディスコやカラオケが、そのために多少なりとも役立つとすれば、それも結構でしょうが、困難からの逃避やごまかしでは、解決の糸口はつかめません。

自分ひとりで生きているのではない、多くの方々や社会とのかかわりで生かされていることは知っておりながら、新聞は見ない、他人の話は聴かない、本は読まない、テレビを見てもものを考えない人は、忘れようと思っても頭の中は空っぽで、忘れるものが何もないのです。

こんな人は、十歳代でも頭がボケます。テレビや新聞の新情報でものを考える人、心配しないけれど注意する人、反省して思索をする人は生きている間何歳になっても進歩しますが、多忙を連発して自己防衛するだけの人、無感動、無反省で、ものを考えない人は、お邪魔虫で難儀な人になります。

5　多　接

――視野を広く、考え方を弾力的に――

男性は女性と、高齢者は若者や子ども達と日本人は諸外国の人達と交流するほど、若さが保てます。公務員は商売や農業をしている人達と、社長は新入社員と、クリスチャンは浄土宗の信者と、社民連の人は労働組合以外の人達というように、性・年齢・職業・信仰・イデオロギーや風俗習慣の異なる人達とおつきあいをすると、他人の立場や主張が理解できるようになって、お互いの考え方に弾力性が出てきます。

「あの人は嫌いです」という人を少し観察・分析してみると、たいていは自分と同じ性格的欠点をもっている人です。最近は、各地で異業種集団が、かつてない成果を上げているのも〝多接〟の効果でしょう。

家庭は、あなた中心にまわっているかもしれませんが、世の中は、あなた中心に動いているわけではありません。勇気をもって自分からチャレンジしてみてはいかがでしょうか。

6　熟　睡

――良質の睡眠は健康の大黒柱――

あなたは一カ月間、まったく運動しなくても生きられますが、普通の人は一週間一睡もしなかったら死んでしまいます。

加齢に伴って夜勤後の疲労回復能力は著しく低下し、五十歳になったときには二十歳時の二七パーセントになります。四十歳すぎると歳をとるほど、長時間続けては眠れなくなりますが、これは歳をとるほど睡眠時間が短くて良いということではありません。

睡眠には、ＲＥＭ睡眠（浅い眠り）と、ＮＯＮＲＥＭ（深い眠り）がありますが、一九二七年に初めて、睡眠中にも脳波が出ていることが発見されました（図表7-3参照）。
高齢者になると深い眠り（NONREM）が減り途中で目が覚めるようになります。つまり一回の睡眠が短く切れ切れになります。寒くても暑すぎても歯が痛くても眠れませんが、これは覚醒中枢が刺激されて、睡眠中枢の働きが妨害されているからです。悩み、心配、怖れ、大きい楽しみの時も眠れませんが、これは情動中枢が興奮しているからです。

図表7-3　正常人の脳波（吉村）

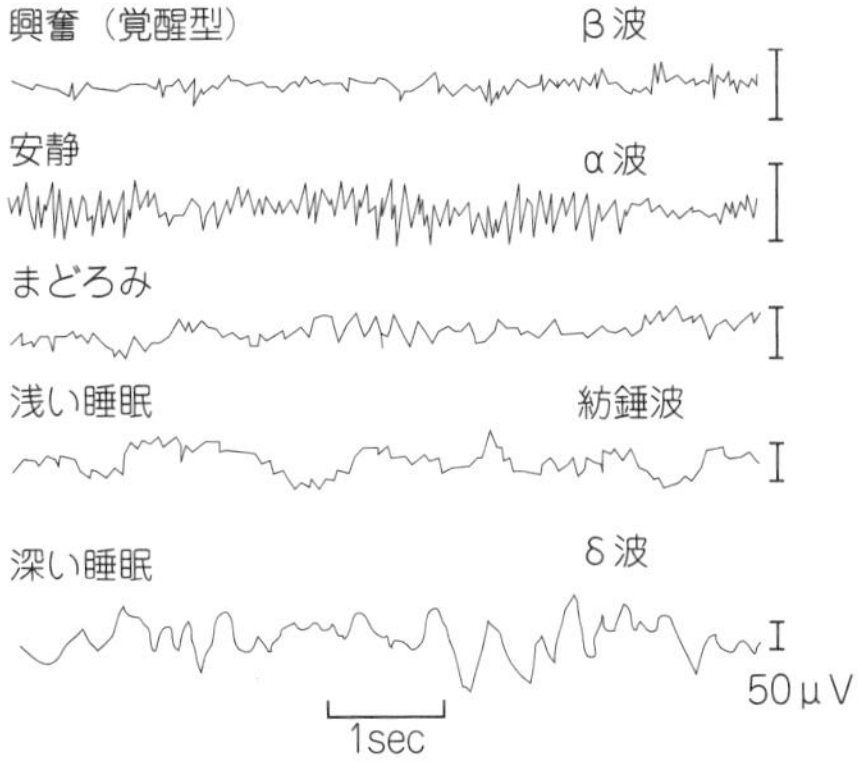

入眠障害・途中覚醒・熟睡障害・早朝覚醒などの不眠症と無茶苦茶に眠いナルコプレン、周期性傾眠症、睡眠時無呼吸のスリープアプネアなどの過眠症がありますが、そんな時には専門医に相談することです。
睡眠時間には個人差があって、一晩や二晩眠れなくても命に別状はありません。たいていの不眠症の人は、意識しすぎて眠れないことが多く、テレビを

見ながら横になっていると眠れます。

ベッドにはいると眠れないという人は、起きて別の部屋で本でも読んでいると眠たくなります。

ナポレオン睡眠といって、一日三〜四時間のノンレム睡眠ですませるという人もありますが、私達は、四十歳をすぎると、それまでより早寝遅起き、六十歳をすぎたら昼寝も加えた方がいいわけです。

長寿者は暮しが上手だった人ですが、暮しの上手な人は眠り方の上手な人達です。そのためにも、日光に当たりながらストレスにならない程度に動いて、心を安定させることが大切です。

おわりに

健康と生き方に関する課題は、医・歯・薬関係者、栄養士・看護師・スポーツ関係者・宗教家や心理学者の専門家が健康を輪切りにしたり、行政がタテ割りにして取組むだけで解決できるものではありません。

科学が発展し医学が進歩して、私達の生活水準が向上する中で、健康に対する国民の関心と不安はますます強くなっています。

複合汚染と考えられる現代病の数々、多様化、複雑化している健康阻害要因を除去して健康づくりを推進するためには、国民一人ひとりの努力と関係者の総合的かつ継続的アプローチが必要です。そしてお互いの心の温もりで対処しなければなりません。

病気は治療よりも予防、現代日本人は延命よりも健康、そして人生は長命よりも長寿を大切にすべきでしょう。

地球上に住んでいる六五億の人は、それぞれにＤＮＡ（遺伝因子）が異なります。

成育状況・性格・価値観・理想も個々人によって異なり、健康と体力は流れる河の水の如く毎日変化しています。

それらにあなたが対応するためには、長寿者の生き方を参考にして、あなたにとって最良の健康法を発見し、実践して、悔いのない一生にしていただきたいと思います。

三度炊く飯さえこわし柔らかし
思うママにはならぬ世の中

憂きことの尚この上につもれかし
限りある身の力ためさん

自由な立場と時間に恵まれていた筆者に、本著をまとめるチャンスを与えていただいた㈶兵庫県ヒューマンケア研究機構の野尻武敏理事長、長寿者訪問調査に御協力くださった各御家族、そして晃洋書房の田口真理子さんと関係各位、本著をご推せんいただきました京都府・大阪府並びに兵庫県健保連に深甚の謝意を表します。

合掌

著者

参考資料（日本国・厚生労働省）2004年９月　贈呈対象者及び百歳以上長寿者の状況（都道府県・指定都市・中核市，性，年齢別）

	都道府県 指定都市 中核市	総数			百歳以上総数			99歳 M37.10～M38. 3		100歳 M37. 4～M37. 9		100歳 M36.10～M37. 3		101歳		102歳		103歳		104歳		105歳	
		総数	男	女	総数	男	女	男	女	男	女	男	女	男	女	男	女	男	女	男	女	男	女
1	北海道	893	188	705	686	141	545	47	160	34	85	24	119	37	148	18	89	9	51	14	22	3	18
2	青森県	210	24	186	149	18	131	6	55	6	32	2	12	8	39	1	18	1	13		9		3
3	岩手県	361	52	309	269	39	230	13	79	3	40	9	49	11	65	12	34	2	15	1	11	1	11
4	宮城県	281	53	228	213	39	174	14	54	3	39	5	32	18	39	6	24	3	25	3	7	1	3
5	秋田県	186	33	153	138	23	115	10	38	10	22	5	23	2	23	2	24	1	12	3	7		3
6	山形県	325	47	278	239	36	203	11	75	5	40	6	43	15	52	6	34	2	20	1	8	1	4
7	福島県	348	44	304	249	31	218	13	86	6	38	6	58	11	62	6	25	1	20	1	8		4
8	茨城県	466	70	396	334	49	285	21	111	13	55	15	50	9	80	6	47	6	25		13		9
9	栃木県	340	66	274	254	50	204	16	70	9	50	10	41	17	54	3	28	5	15	3	8	1	2
10	群馬県	482	78	404	365	66	299	12	105	12	67	16	58	14	94	12	39	6	18	4	10	2	5
11	埼玉県	634	117	517	479	80	399	37	118	20	95	14	87	21	91	8	58	4	30	7	18	3	10
12	千葉県	685	106	579	514	75	439	31	140	17	98	22	94	21	96	8	66	3	40	2	25		11
13	東京都	2,845	492	2,353	2,174	372	1,802	120	551	88	309	88	370	79	454	45	289	39	165	16	97	9	64
14	神奈川県	535	85	450	389	57	332	28	118	11	65	19	67	7	80	8	48	4	33	6	13		12
15	新潟県	594	106	488	441	73	368	33	120	17	65	15	96	19	87	14	49	4	38	2	18	1	9
16	富山県	267	26	241	198	22	176	4	65	3	32	5	42	6	44	5	27	2	17		10	1	4
17	石川県	221	34	187	160	24	136	10	51	4	23	7	25	5	47	7	23	1	10		2		3
18	福井県	249	46	203	195	38	157	8	46	5	29	9	35	8	34	5	25	7	16		10	4	5
19	山梨県	266	40	226	202	28	174	12	52	5	31	11	34	5	44	4	28	3	22		7		6
20	長野県	601	79	522	436	61	375	18	147	13	73	25	81	12	92	7	61	3	27	1	19		11
21	岐阜県	363	72	291	280	58	222	14	69	8	42	12	43	18	63	9	35	7	19	3	9	1	3
22	静岡県	587	96	491	438	69	369	27	122	18	73	9	74	17	97	13	58	6	26	5	18	1	11
23	愛知県	533	75	458	379	51	328	24	130	12	73	7	60	19	88	6	44	4	28	2	19	1	9
24	三重県	410	67	343	307	55	252	12	91	12	35	5	57	20	67	6	52	7	20	3	10	2	6
25	滋賀県	232	40	192	183	35	148	5	44	6	29	9	28	7	53	6	13	3	15	2	5		3
26	京都府	322	43	279	239	30	209	13	70	8	48	7	36	5	52	3	32	5	15	1	10		9
27	大阪府	833	120	713	633	90	543	30	170	23	101	19	119	30	136	10	90	4	41	3	31		14
28	兵庫県	855	125	730	651	92	559	33	171	15	90	20	107	27	146	18	92	5	51	1	29	2	22
29	奈良県	233	39	194	168	25	143	14	51	7	25	6	33	4	43	4	19	3	12	1	5		3
30	和歌山県	230	26	204	173	16	157	10	47	1	29	1	30	10	47	1	23		14	2	8		2
31	鳥取県	224	30	194	174	20	154	10	40	5	27	7	43	1	33	4	24	1	18	1	6		3
32	島根県	382	70	312	285	50	235	20	77	9	40	15	52	15	63	6	31	1	18	1	18	2	7
33	岡山県	428	72	356	329	51	278	21	78	6	39	16	64	13	70	9	45	3	28	3	18	1	9
34	広島県	603	102	501	455	78	377	24	124	13	62	15	83	27	104	14	52	2	33	3	19	2	12
35	山口県	602	76	526	462	56	406	20	120	11	94	12	64	14	92	8	71	4	46	5	15	1	12
36	徳島県	267	47	220	195	33	162	14	58	4	39	11	24	7	44	7	25	1	16	1	7		3
37	香川県	246	49	197	185	38	147	11	50	6	28	13	28	6	44	6	23	5	13		2	1	7
38	愛媛県	464	72	392	358	54	304	18	88	11	48	12	65	17	73	6	56	1	29	5	10	1	13
39	高知県	325	53	272	235	36	199	17	73	6	31	7	39	10	50	5	32	5	17	2	9	1	7
40	福岡県	852	133	719	661	99	562	34	157	28	105	16	104	21	158	13	92	11	45	6	28	4	13
41	佐賀県	344	45	299	262	34	228	11	71	6	49	8	44	6	61	7	37	3	15	2	11	1	3
42	長崎県	389	50	339	295	36	259	14	80	7	39	6	55	9	70	7	47	4	28		16	1	1
43	熊本県	600	93	507	432	62	370	31	137	8	63	16	73	14	103	9	58	6	37	5	19	1	6
44	大分県	301	58	243	234	47	187	11	56	6	42	9	40	16	40	7	36	5	15		5	1	6
45	宮崎県	351	56	295	250	38	212	18	83	10	33	7	42	5	61	11	39	1	20	2	7		
46	鹿児島県	639	87	552	476	65	411	22	141	8	56	21	84	16	114	9	55	3	34	3	30	2	10
47	沖縄県	788	101	687	635	77	558	24	129	15	94	19	80	19	125	8	104	6	77	3	30	2	22
	（別掲）																						

106歳		107歳		108歳		109歳		110歳		111歳		112歳		113歳		114歳		115歳		116歳		都道府県 指定都市 中核市
男	女	男	女	男	女	男	女	男	女	男	女	男	女	男	女	男	女	男	女	男	女	
	8	2	4		1																	北海道
	3		1				1															青森県
	3		1		1																	岩手県
	2		2		1																	宮城県
			1																			秋田県
			1										1									山形県
			2						1													福島県
	4		1				1															茨城県
1	3	1	3																			栃木県
	5		1				1				1											群馬県
2	6	1	2				1				1											埼玉県
	5	1	1		3	1																千葉県
4	27	4	14		6		5		1		1											東京都
1	9	1	4				1															神奈川県
1	1		4				1															新潟県
																						富山県
			2		1																	石川県
	3																					福井県
	2																					山梨県
	6		2		2		1															長野県
	5		2				1															岐阜県
	8		2				1		1													静岡県
	4				1		2															愛知県
	3		1		1																	三重県
1	1			1	1																	滋賀県
	3	1	4																			京都府
1	5		3		3																	大阪府
2	15	2	4		3																	兵庫県
	2		1																			奈良県
	1	1	2		1																	和歌山県
1																						鳥取県
	3	1			2								1									島根県
	3		1				1															岡山県
1	6		3		1	1	1				1											広島県
1	9				2		1															山口県
	2	2			2																	徳島県
1	1								1													香川県
	3		4	1	2		1															愛媛県
	7		5		1				1													高知県
	5		7		2				1		1						1					福岡県
1	4		1		1		1		1													佐賀県
	2	2	1																			長崎県
2	8		2	1	1																	熊本県
2	2		1	1																		大分県
	5	1	4			1	1															宮崎県
3	13		10		3		2															鹿児島県
3	13		7	2			2		3				1									沖縄県
																						（別掲）

48	札幌市	374	61	313	277	37	240	24	73	6	51	9	54	12	69	4	32	3	12	1	8		7
49	仙台市	133	24	109	99	16	83	8	26	2	15	5	17	6	25	2	13	1	7		3		2
50	さいたま市	129	27	102	88	22	66	5	36	5	11	4	18	7	15	5	10		6		4		1
51	千葉市	113	22	91	85	18	67	4	24	1	13	8	14	3	18	2	10	4	6		3		2
52	横浜市	566	85	481	430	66	364	19	117	17	59	17	78	16	98	10	57	4	41	2	16		8
53	川崎市	147	22	125	115	18	97	4	28	3	20	6	22	4	25	2	15	3	6		7		1
54	名古屋市	379	54	325	297	37	260	17	65	14	50	10	50	5	74	4	39	2	25	2	12		5
55	京都市	397	55	342	285	37	248	18	94	7	50	13	60	8	53	3	40	3	20	2	12	1	4
56	大阪市	507	68	439	386	47	339	21	100	8	64	12	58	10	108	8	43	7	38	1	18	1	5
57	神戸市	352	58	294	264	42	222	16	72	6	34	12	55	9	58	8	30	5	23		10	1	6
58	広島市	285	41	244	225	35	190	6	54	10	25	10	38	6	48	4	27	3	30		13	1	6
59	北九州市	295	32	263	229	26	203	6	60	5	37	7	41	6	46	3	32	2	21	2	14	1	6
60	福岡市	300	31	269	229	24	205	7	64		34	6	42	7	53	3	32	1	25	3	10		3
	（別掲）																						
61	旭川市	66	10	56	50	4	46	6	10	2	10		8	1	13		7	1	6		2		
62	秋田市	47	7	40	38	5	33	2	7	1	3		7		13		1	2	3		5	2	
63	郡山市	48	7	41	35	5	30	2	11	1	6		6	2	5	2	6		3		1		2
64	いわき市	67	12	55	51	10	41	2	14	2	7	2	9	3	8	1	11		3	1	2	1	
65	宇都宮市	76	9	67	54	5	49	4	18		12	2	7	1	15	1	11		3	1			1
66	川越市	47	10	37	33	6	27	4	10	4	4		7	1	6		3	1	3		3		
67	船橋市	62	9	53	48	7	41	2	12	3	11		10		8	1	7	2	2		1	1	1
68	横須賀市	94	13	81	71	12	59	1	22	3	11	2	10	6	13	1	14		4		5		
69	相模原市	77	12	65	59	8	51	4	14	1	7	1	10	2	23	2	8				2		1
70	新潟市	133	16	117	106	12	94	4	23	1	10	4	28	4	28		11	1	10		6	1	
71	富山市	89	13	76	60	11	49	2	27	2	8	2	10	4	19	3	5		5				1
72	金沢市	98	13	85	74	11	63	2	22	3	14	4	18	2	18	1	4	1	5		2		
73	長野市	90	15	75	61	11	50	4	25	2	11	5	5	2	17	1	8		4	1	3		
74	岐阜市	68	14	54	51	11	40	3	14	6	10	1	11	1	5	2	3	1	5				3
75	静岡市	181	34	147	136	29	107	5	40	6	16	6	22	5	32	4	23	7	10		2	1	1
76	浜松市	149	16	133	114	12	102	4	31	3	14	4	22	4	23	1	17		7		12		4
77	豊橋市	78	11	67	57	7	50	4	17	2	8	1	13	2	11	1	11	1	3		1		2
78	岡崎市	49	7	42	35	5	30	2	12	2	10		4	2	7	1	5		1		1		1
79	豊田市	40	9	31	33	8	25	1	6	1	5	2	4	2	7	1	3	2	4		2		
80	堺市	156	18	138	118	13	105	5	33	4	14	4	32	1	25	3	11	1	10		7		2
81	高槻市	59	8	51	48	4	44	4	7		8	2	11	1	13	1	7		2		2		
82	姫路市	68	12	56	50	8	42	4	14	2	8	1	3	4	15	1	6		6		2		
83	奈良市	96	18	78	74	13	61	5	17	5	7	2	18	3	13	2	10	1	7		4		
84	和歌山市	75	9	66	62	9	53		13	1	8	2	15	2	11	2	10	1	6		2		1
85	岡山市	190	31	159	127	21	106	10	53		22	7	26	5	22	5	15	2	11	1	6	1	1
86	倉敷市	121	24	97	95	17	78	7	19	2	8	2	13	6	26	1	11	4	13		4		3
87	福山市	111	18	93	75	12	63	6	30	1	10	3	8	2	19	3	16	1	6		2	1	2
88	高松市	92	22	70	61	16	45	6	25	2	7	4	12	4	8	1	3	3	8	1	3		
89	松山市	130	18	112	99	11	88	7	24	5	22	2	16	1	23	2	10	1	8		3		
90	高知市	123	18	105	92	10	82	8	23	2	15	2	13	3	14	1	16	2	10		5		3
91	長崎市	129	25	104	97	16	81	9	23	2	16	5	17	4	15	4	12		15		6		
92	熊本市	238	38	200	175	28	147	10	53	5	22	6	37	10	35	2	25	2	14	1	4		5
93	大分市	81	9	72	64	3	61	6	11		11		20	1	9	1	9	1	4		3		4
94	宮崎市	88	9	79	64	8	56	1	23	3	10	2	12		18		7	1	6	1	1	1	1
95	鹿児島市	142	19	123	104	13	91	6	32	2	10	2	18	7	22		18	1	11		5		1
	合計	30,627	4,796	25,831	23,038	3,523	19,515	1,273	6,316	718	3,560	819	4,016	895	5,071	505	3,045	290	1,820	149	955	69	509
	海外	147	30	117	125	24	101	6	16	6	16	5	16	7	27	4	15	1	10		9	1	5
	総計	30,774	4,826	25,948	23,163	3,547	19,616	1,279	6,332	724	3,576	824	4,032	902	5,098	509	3,060	291	1,830	149	964	70	514

1	5	1	1		1																	札幌市
	1																					仙台市
	1			1																		さいたま市
					1																	千葉市
	3		3										1									横浜市
	1																					川崎市
	1		2		2																	名古屋市
	3		2		2		2															京都市
	2		2				1															大阪市
1	4		2																			神戸市
	1	1	2																			広島市
	3		2		1																	北九州市
2	2	2	3		1																	福岡市
																						（別掲）
																						旭川市
			1																			秋田市
	1																					郡山市
	1																					いわき市
																						宇都宮市
	1																					川越市
	1																					船橋市
	1				1																	横須賀市
		2																				相模原市
	1	1																				新潟市
							1															富山市
	1		1																			金沢市
	2																					長野市
	2				1																	岐阜市
													1									静岡市
	2		1																			浜松市
	1																					豊橋市
	1																					岡崎市
																						豊田市
	1		2								1											堺市
	1																					高槻市
	2																					姫路市
	2																					奈良市
				1																		和歌山市
	2				1																	岡山市
1		1																				倉敷市
		1																				福山市
1	2				1				1													高松市
	3				3																	松山市
	4				1		1															高知市
		1																				長崎市
2	3		1		1																	熊本市
	1																					大分市
									1													宮崎市
	4		1		1	1																鹿児島市
36	287	30	137	8	60	4	31		12		6		5				1					合計
	1		1						1													海外
36	288	30	138	8	60	4	31		13		6		5				1					総計

〈著者紹介〉
外園一人（ほかぞの かずと）
神戸女子大学名誉教授・中国大連医科大学客員教授，中国南京師範大学大学院客員教授，㈶兵庫県ヒューマンケア研究機構研究指導者，NPO 日本デンマーク体操研究会名誉会長

秩父宮賞（1953年），中国黒竜江省最優秀体育指導者賞（1986年），大阪府知事表彰（1991年），日本国文部大臣表彰（1995年），国際高齢者健康科学学会栄誉賞（2002，2004，2006年）などを受賞

著書論文多数，2009年10月　日本百歳老人的養生之道（『新・現代養生訓』中国語翻訳書）
NHK 長寿番組「あっぱれスーパー百歳」の解説者など TV・ラジオ出演と学会発表，講演活動中，海外調査・研究42年継続
国際高齢者健康科学学会（於中国・大連）で基調講演（2004，2006，2008年），大連医大・南京師範大学大学院等で集中講義（2006，2008，2009，2011年）

長寿社会双書 3
新・現代養生訓――百歳百人の証言――

1992年11月10日　初　版第1刷発行
2002年5月15日　改訂版第12刷発行
2006年6月10日　新訂版第1刷発行
2013年12月25日　新訂版第4刷発行

＊定価はカバーに表示してあります

著者の了解により検印省略

編集者　㈶兵庫県ヒューマンケア研究機構
著　者　外　園　一　人©
発行者　川　東　義　武

発行所　株式会社　晃　洋　書　房
〒615-0026　京都市右京区西院北矢掛町7番地
電話 075(312)0788番(代)
振替口座　01040-6-32280

ISBN978-4-7710-1762-7

印刷　㈱エーシーティー
製本　㈱兼　文　堂